Paul U. Unschuld
Der Arzt als Fremdling in der Medizin?

Paul U. Unschuld

Der Arzt
als Fremdling in der Medizin?

Standortbestimmung

mit einem Vorwort von Prof. Dr. Hellmut Mehnert,
ehem. Ärztlicher Direktor am
akademischen Lehrkrankenhaus München-Schwabing

W. Zuckschwerdt Verlag München · Wien · New York

Der Autor:

Prof. Dr. phil. Paul U. Unschuld, M.P.H.
Vorstand des Instituts für Geschichte der Medizin
Ludwig-Maximilians-Universität München
Lessingstraße 2
D-80336 München

Titelbild: Getty Images

Auslieferungen W. Zuckschwerdt Verlag GmbH

Brockhaus Commission	Österreich:	USA:
Verlagsauslieferung	Maudrich Verlag	Scholium International Inc.
Kreidlerstraße 9	Spitalgasse 21a	151 Cow Neck Road
D-70806 Kornwestheim	A-1097 Wien	Port Washington, NY 11050

Bibliografische Informationen Der Deutschen Bibliothek
Die Deutsche Bibliothek verzeichnet diese Publikation in der Deutschen Nationalbibliografie;
detaillierte bibliografische Daten sind im Internet über http://dnb.ddb.de abrufbar.

© 2005 by W. Zuckschwerdt Verlag GmbH, Industriestraße 1, D-82110 Germering/München.
Printed in Germany by grafik + druck, München

ISBN 3-88603-874-2

V

Inhalt

Quellennachweis VI

Vorwort und Einführung VII

Der gute Arzt von Sechuan 1

Der Arzt als Fremdling in der Medizin? 15

Neue gesundheitspolitische Rahmenbedingungen
sind sicher: Führen sie zu einer Medizin ohne Ethik? 37

Medizinische Ethik – Ethische Medizin 69

Berufsständische und gesellschaftspolitische Aspekte 93

Quellennachweis

Der gute Arzt von Sechuan
Vortrag: Heidelberg 17. September 1999
Jahrestagung der Deutsch-Chinesischen Gesellschaft für Medizin.
Unveröffentlicht.

Der Arzt als Fremdling in der Medizin?
Vortrag: Köln 11. Januar 2001
Bundesärztekammer, 25. Interdisziplinäres Forum »Fortschritt und Fortbildung in der Medizin«
Veröffentlicht: Der Arzt als Fremdling in der Medizin? Von der Triebfeder zum Getriebenen. In: Bundesärztekammer (ed) (2001/2002) Fortschritt und Fortbildung in der Medizin 25. Deutscher Ärzteverlag, Köln, pp 13–23

Neue gesundheitspolitische Rahmenbedingungen sind sicher: Führen sie zu einer Medizin ohne Ethik?
Vortrag: Berlin, Charité 30. November 2002
1. Forum des Bundesverbandes Gastroenterologie Deutschland e. V.
Über die wachsende Abhängigkeit der Medizin. Oder: Der Einfluss sich wandelnder Rahmenbedingungen auf die ärztliche Ethik. Der Anaesthesist 52 (4): 353–359

Medizinische Ethik – Ethische Medizin
Vortrag: München 24. Juni 1994
Medizinische Ethik – Ethische Medizin. In: Schubert V (ed). Experiment mit der Natur. Wissenschaft und Verantwortung. Eos Verlag, Erzabtei St. Ottilien, St. Ottilien 1995, pp 47–68

Berufsständische und gesellschaftspolitische Aspekte.
Nachdruck mit freundlicher Genehmigung des Deutschen Ärzteverlags aus: Hess R, Klakow-Franck R (eds) (2004) IGel-Kompendium für die Arztpraxis. Deutscher Ärzteverlag, Köln, pp 29–44

Vorwort und Einführung

Paul Unschuld hat eine Publikation vorgelegt, die sich auf fünf Vorträge stützt und zu der Frage »Der Arzt als Fremdling in der Medizin?« im Sinne einer Standortbestimmung Stellung nimmt. Dem von mir erbetenen Vorwort steht – so paradox es klingt – die Qualität dieses hervorragenden Buches entgegen. Ist es doch außerordentlich schwierig, anlässlich der durchwegs kompetenten, mutigen, ja brisanten Ausführungen des hochqualifizierten Autors Beschränkungen in den einführenden Ausführungen vorzunehmen, die aber natürlich – einem Vorwort entsprechend – unumgänglich sind.

Im ersten Abschnitt »Der gute Arzt von Sechuan« kommt es dem Autor und natürlich damit dem Buche zugute, dass hier nicht nur ein Medizinhistoriker, sondern auch ein so erfahrener Sinologe wie Unschuld spricht. Es ist schon erstaunlich, wie sehr vor Jahrtausenden Ausführungen zum medizinischen Beruf durch chinesische Ärzte gemacht wurden, die man ohne weiteres auf unsere Zeit übertragen kann. »Wenn ein Patient Hilfe sucht, so darf ein guter Arzt nicht nach Rang, Reichtum oder Alter fragen und auch nicht darauf achten, ob der Betreffende hübsch oder unansehnlich, Feind oder Freund, Chinese oder Ausländer oder schließlich ungebildet oder wissend ist. Jeder sei ihm gleich. Stets handle er so, als denke er an sich selbst.« Wird man hier nicht schon an den Eid des Hippokrates erinnert und sind dies nicht allgemeingültige Worte, wie der folgende Hinweis des gleichen chinesischen Arztes auf die Bedeutung, Untersuchungen mit Beharrlichkeit vorzunehmen: »Wo es um ein Leben geht, darf man nicht in Hast und im Vertrauen auf in die eigene Überlegenheit und Fähigkeit handeln und schon gar nicht seinen eigenen Ruf im Auge halten. Das entspräche nicht den Forderungen der Menschlichkeit.« Viel später, nämlich 1666, hat ein konfuzianischer Beamter sich kritisch geäußert: »Es gibt zahlreiche

Leute, die Medizin praktizieren, doch gibt es nur wenige, die Medizin studieren. ... Medizin erscheint als etwas Oberflächliches ..., wie kann es da im Lande noch namhafte Ärzte geben?« Ende des 19. Jahrhunderts wird bedauert, dass die Absichten der Mediziner zweigeteilt sind: »Die eine besteht darin, den Menschen das Leben zu erhalten. Die andere besteht darin, Gewinne einzustreichen.« Und dann kommt Unschuld auf die Gegenwart zu sprechen und erwähnt, dass sowohl in China als auch in Deutschland nicht nur rein finanzielle Sachzwänge bestehen, sondern dass das Arztsein durch vielerlei von außen an diesen Beruf herangetragene Einflüsse beeinträchtigt wird und die Frage, wer ein guter Arzt ist, immer schwieriger zu beantworten ist. »Und ist ein Arzt für gut zu halten, der der Verpflichtung zum forschenden Spitzenwissenschaftler folgend weder als Molekularbiologe beste Wissenschaft leisten, denn dafür sind die Biologen ausgebildet, noch als Kliniker höchste Leistungen erbringen kann, wenn ihm die Wissenschaft dazu die Zeit nicht lässt?« Wie wahr sind diese Ausführungen, vor allem für die Universitätskliniken. Und das im Rahmen einer 38-Stunden-Woche!

Nachdenklich wird man gestimmt, wenn Unschuld auf die Eugenik-Gesetzgebung und entsprechende Debatten im China der Gegenwart hinweist und Parallelen aufzeigt zu solchen Gedanken, die in der ersten Hälfte des 20. Jahrhunderts eine höchst unselige Politik in Deutschland bestimmten. Am Beispiel nicht zuletzt auch der Gedanken, die so ein verdienter Mann wie Viktor von Weizsäcker im Jahre 1933 äußerte, wird sichtbar, wie notwendig der Austausch über die Ziele und den möglichen Missbrauch der Medizin über kulturelle Grenzen hinweg ist. Unschuld spricht dann weiter von der inneren Heterogenität der Ärzteschaft. »Zwar nach außen hin dem einen Ziel des Dienstes am Kranken verbunden, lassen die große Zahl der Ärzte und die Vielschichtigkeit der Bevölkerung längst keine Geschlossenheit in einer Denk- und Handlungsweise mehr zu.« Die Fortsetzung eines deutsch-chinesischen Dialogs in der Medizin erweist sich aufgrund der vielen gemeinsamen Urgründe und Parallelen als in der Tat gerechtfertigt.

Der zweite Abschnitt trägt den Titel des gesamten Buches »Der Arzt als Fremdling in der Medizin?« mit dem Untertitel »Von der Triebfeder zum Getriebenen«. Zu Recht weist der Autor zunächst auf die Erfolge der Verwissenschaftlichung der Medizin hin, die erst die verlässlichen und somit stets an Arm und Reich wiederholbaren Erfolge mit sich brachte. Die Illusion der Wirtschaftswunderzeit der 1950er Jahre werden kritisch betrachtet, als die Ärzte als »Halbgötter in Weiß« erschienen, umhätschelt von der pharmazeutischen Industrie und auch von den Banken, die jedem Kreditwunsch eines Arztes zur Praxiseröffnung oder -erweiterung entgegenkamen. Auch die Beträge der gesetzlichen Krankenkasse, die an die Ärzte flossen, waren evident und weckten in anderen Berufen schon damals Begehrlichkeiten. Jetzt haben sich die Zeiten entscheidend geändert. Ist der Arzt nicht jetzt doch ein Fremdling in der Medizin, wenn in dem Dauerbombardement der Boulevardpresse gegenüber den Ärzten Artikel wie »Ein Herz für Bares« oder »Arzt in Niederbayern nahm seine Patienten aus wie Gänse« Schlagzeilen machen?

Scharf wendet sich Unschuld gegen die Ansiedlungen von Lehrstühlen für Bioethik oder medizinische Ethik in einer medizinischen Fakultät. Derartige Lehrstühle bergen das Risiko zumindest zweier Missverständnisse: »Erstens wird die Vorstellung gefördert, bei der Suche nach Werten im Umgang mit den neuen Möglichkeiten der Medizin handle es sich um einen wissenschaftlichen Vorgang, in dem sich eine Schulmeinung herausbildet, die wie in anderen wissenschaftlichen Fächern auch von einem Lehrstuhl zu vermitteln ist. ... Das zweite Missverständnis könnte darin beruhen, dass es die Aufgabe eines zentralen Lehrstuhls sei, diese Dinge anzusprechen, nicht aber jedes einzelnen medizinischen Lehrstuhls!« Und welchen Weg nimmt die Medizin jetzt? »Das Primat der Ökonomie beginnt, sich auf die Humanität in der Patientenversorgung auszuwirken!« Lakonisch bemerkt Unschuld dazu: »Das ist milde ausgedrückt.« Auch in den USA beklagt man, dass die Ideologie der Medizin ersetzt wird durch die Ideologie des Marktes. Welche Faktoren im fachlichen und politischen Umfeld bestimmen die Entwicklung? Der Einzug der Technik in Diganose und Therapie mit dem Zwang der Amortisation, die Organisation der Medizin als Teil eines staatlich garantierten Gesundheitswesens und schließlich die Dynamik der Wissensbildung. Die höchste Stufe der Verselbstständigung nehmen solche Berufsgruppen ein, die sich ihr Wissen selbst schaffen und die das ausschließliche Recht auf die Interpretation und Anwendung dieses Wissens beanspruchen können.

Eine üble Gewohnheit mancher pharmazeutischer Firmen klagt Unschuld an: die Unterdrückung von firmenfinanzierten Studien, die kein oder negative Ergebnisse für Arzneimittel gebracht haben. Es wäre Grund zur Selbstverpflichtung aller Pharmafirmen, von diesen Usancen abzuweichen und sich zu verpflichten, alle Ergebnisse, auch die negativen, zu veröffentlichen. Ein weiterer Punkt betrifft die Zweifel, die aufkommen, ob die Verwaltungsspitzen der Kassenärztlichen Vereinigungen ihre Interessen als Verbündete der Kassenärzte oder als Sachwalter eigener Ziele definieren. »Eine« Ärzteschaft gibt es nach Unschuld nicht mehr. Er schließt mit der Feststellung, dass der Arzt noch kein Fremdling in der Medizin ist. Die Tendenz in diese Richtung ist aber unverkennbar.

Über neue gesundheitspolitische Rahmenbedingungen, die womöglich zu einer Medizin ohne Ethik führen könnten, wird im nächsten Abschnitt berichtet. Eine Medizin ohne Ethik darf es aber nicht geben. Wo Medizin ohne Ethik praktiziert wird, verdient sie nicht mehr die Bezeichnung Medizin, sondern sie ist gegebenenfalls ein strafbares Verhalten. Im Übrigen – so die Meinung des Rezensenten – lässt sich ähnliches auch an der willkürlichen Bezeichnung des »Arztes« als »Mediziner« erkennen. Nur der erste praktiziert »mit Ethik«. Nicht nur am Anfang war das Wort! Auch bei dieser bereits etablierten abwertenden Bezeichnung der Ärzte als Mediziner in öffentlichen Verlautbarungen und in der Presse tritt zutage, was das Wort vermag und nach mancher Ansicht vermögen soll. Unschuld betont, dass keineswegs alle Ärztinnen und Ärzte geichermaßen negativ von den gegenwärtigen oder zu erwartenden gesundheitspolitischen Rahmenbedingungen berührt würden: »Es gibt die Verlierer und die Noch-nicht-Verlierer. Gesicherte Verhältnisse gibt es nicht. Wer glaubt, seine heutige Situation sei fest und ehern auf immerdar, der mag sich, ja der wird sich irren.« In der Tat hat doch ein interviewter Ärztlicher Direktor kürzlich gesagt: »Vergessen Sie alle Humanität, es geht nur noch um Wirtschaftlichkeit«. Diese Aussage wäre vor zehn Jahren noch von einem Aufschrei der Entrüstung begleitet gewesen. Heute dürfte es wenige Ärztliche Direktoren geben, die diese Befürchtungen nicht teilen. Und dann prosperiert das schlimme Wort, dass der Kranke oder der noch Gesunde der Konsument, ja der »Kunde« ist. Wieder zeigt das Wort, wieder beleuchtet die Semantik drastisch die derzeitige Situation.

Aufschlussreich ist die Listung der Nobelpreisträger in der Medizin. Kaum sind noch Ärzte vertreten. Das Feld wird beherrscht von den Biologen und den Molekularbiologen, die nicht einmal Medizin studiert haben. Das wertet ihre hohen wissenschaftlichen Leistungen nicht ab, gibt aber doch sehr zu denken. Rückhaltlos bekennt sich Unschuld zu einer fortschrittlichen Stammzellforschung und weist darauf hin, dass früher bei der Entwicklung von schmerzfreier Geburt, von Pockenschutzimpfung und von Hornhauttransplantationen stets Moralphilosophen und Ethiker, Theologen und andere Bedenkenträger auf den Plan traten und erklärten, nun sei die Grenze des Zumutbaren erreicht. Nach 1950 wurde gefordert, die Übertragung von Hornhäuten nicht zuzulassen, da diese Operation mit der Würde des Menschen nicht vereinbar sei. Unschuld setzt sich mit dem Argument Höffes auseinander, das in der Anklage gipfelt: »Eine Forschung, die dem menschlichen Leben dient, desavouiert sich, wenn sie menschliches Leben zerstört, dies um so mehr, wenn sie einem nur möglicherweise eintretenden Lebensziel schon reales Leben opfert.« Und dem wichtigen Argument, dass embryonale Stammzellen als Proteinzellhaufen nicht zurechnungsfähig sind, entgegnet Höffe mit einer noch fragwürdigeren Gleichsetzung, indem er ausführt:»Neugeborene, Kleinkinder und Schwerstbehinderte sind es aber ebenso wenig.« Die Proteine einer embryonalen Stammzelle verlangen also a priori keinen Schutz. Mit dem Verbot der verbrauchenden Stammzellforschung über den Appell an die Menschenwürde wird nicht ein menschliches Wesen geschützt, sondern ein Programm.

Und wie sieht es aus mit den Gewinnen der Krankenkassen? Sie zeigen sich nach Unschuld in der Selbstdarstellung durch allzu aufwändige Immobilien, durch hohe Gehälter leitender Angestellter und durch einen Verwaltungsaufwand, der im Schnitt bei 150 Euro pro Jahr und Versichertem liegt! Für die Ärzteschaft ist von Bedeutung, dass alle politischen Parteien in Deutschland den Versicherungen und Krankenkassen die zunehmende Leitungsmacht im Gesundheitswesen zukommen lassen. Das hat fachliche und – davon unlösbar – ökonomische Konsequenzen. Die Vernichtung des einzenen Apothekers und die Errichtung von Kettenläden, immer unter ökonomischem Vorwand, dass auf diese Weise Kosten gespart werden können, immer jedoch mit dem gesellschaftspolitischen Ziel vor Augen, freie Standesberufe zu vernichten und den Mittelstand auszuschalten, ist ein erklärtes Ziel der Politik.

Völlig abzulehnen sind nach Unschuld die DRGs. Denn Denken in Fallpauschalen ist das unärztlichste Denken, das man sich vorstellen kann. »So denkt man in der Autoreparaturwerkstatt, so darf man nicht im Krankenhaus denken.« Und wie sieht es aus mit der Besetzung des Gesundheitsausschusses im Bundestag? Von den 31 Mitgliedern sind vier als Ärzte ausgewiesen, einer als Apotheker. Unschuld sei noch einmal am Ende dieses Abschnitts zitiert:»Aber vielleicht geht es ja auch um etwas ganz anderes: um die Umgewöhnung der Ärzteschaft an neue Rahmenbedingungen, in denen die ehemalige Selbstständigkeit und Selbstbestimmung – überspitzt ausgedrückt – auf die Stärke des Händedrucks bei der Begrüßung des Patienten oder den Zeitpunkt der Nachmittagsvisite beschränkt sind. Wer heute Medizin studiert und in diese Rahmenbedingungen hineinwächst, hat es nicht anders kennen gelernt und ist im Zeitalter der Jobmentalität vielleicht ganz dankbar dafür, unter solchen Umständen Medizin praktizieren zu dürfen.«

»Medizinische Ethik – ethische Medizin« lautete der nächste Vortrag, der in diesem Buch Berücksichtigung fand. Nur weniges sei herausgegriffen. Der Autor betont, dass die Menschen – bewusst oder unbewusst und von Andersdenkenden nicht selten unverstanden – in ihrer ganz persönlichen Lebensform nach einem alternativen Ethos suchen und dies in der Heilkunde z. B. in anthroposophischen Vorstellungen oder in selektiv rezipierten und nach hiesigem Wunschbild neu geformten Anteilen der traditionellen chinesischen Medizin finden. Nur auf den ersten Blick ist es unverständlich, dass diese alternativen Möglichkeiten von so vielen Menschen ergriffen werden.

Der Arzt entscheidet über den sinnvollen Einsatz knapper Mittel: Wem sollen diese zugute kommen? Dem unproduktiven Rentner oder dem 45-jährigen hochspezialisierten Ingenieur mit drei unmündigen Kindern? Dabei gehören die Mittel, über deren Vergabe der Arzt entscheidet, nicht ihm selbst, sondern der Allgemeinheit. Müssen in dieser Situation nicht auch die Interessen der Allgemeinheit berücksichtigt werden, und wer definiert diese Interessen? Die Medizin an sich besitzt keine ethische Autonomie, solche Fragen aus sich selbst heraus zu beantworten. Und noch einmal kritisiert der Autor hier Viktor von Weizsäcker, der ausgeführt hatte: »In der konkreten Entscheidung erst zeigt sich, dass eine Sozialpolitik, die nur Erhaltungspolitik betreiben will, sich einer Illusion ausliefert. ... Es wäre illusionär, ja es wäre nicht einmal fair, wenn der deutsche Arzt seinen verantwortlichen

Anteil an der notgeborenen Vernichtungspolitik glaubte nicht beitragen zu können.« Unfassbar, aber so geschehen zu Beginn des Dritten Reiches! Rudolf Virchow hatte indes die ethische Verpflichtung des Arztes sehr weit gefasst. Für ihn bedeutete die Medizin eine soziale Wissenschaft. »Folgerichtig wurde er Mitglied des Reichstages.«

Der Arzt nimmt nach Unschuld gegenwärtig eine andere gesellschaftliche Position ein als früher und steht somit auch in einem anderen Geflecht sozialer Verpflichtungen als zur Zeit der Niederschrift des Eides des Hippokrates. Auf das konkrete, aber durchaus kritisch zu betrachtende Recht der Lebensversicherungen, einen Anspruch zu erheben auf die Kenntnis der Anamnese und der Gesundheit ihrer Antragsteller, wird hingewiesen. Und wem ist der Werks- oder Vertauensarzt mehr verpflichtet, dem Arbeitgeber oder dem individuellen Arbeitnehmer? Auch die Analyse des genetischen Codes eines jeden einzelnen Menschen ist bereits in den Bereich des Denkbaren gerückt. Darf diese Kenntnis des genetischen Profils Privatsache bleiben oder berührt es nicht doch die Interessen der Öffentlichkeit zu wissen, um welche genetisch belasteten Menschen es sich handelt, die eine Lebensplanung im öffentlichen Leben anstreben? Der Eid des Hippokrates entsprach noch keineswegs der heutigen Notwendigkeit, zwischen den Interessen einer heterogenen Gesellschaft und denen des Staates, des einzelnen Patienten und der Ärzte ausgleichen zu müssen. Dieser Eid und alle seine Nachfolger berücksichtigen weder die Verteilungssituation angesichts knapper Ressourcen noch die Forschungsbelange der Wissenschaft, sie berücksichtigen die Interessen der Patienten nur unzureichend und vermitteln keinerlei Maßgaben für so problematische Bereiche wie den Umgang mit schwerstgeschädigten Neugeborenen. Und sie berücksichtigen auch nicht die Problematik der Existenz unterschiedlicher heilkundlicher Grundansätze in der Bevölkerung und somit auch im Verhältnis von Arzt und Patient. Alle bisherigen Eide, Gelöbnisse und Kodizes sind schließlich in Situationen verfasst worden, in denen man davon ausgehen konnte, dass ein ganz bestimmtes Ethos das richtige sein müsse. Fremdbestimmung und Eigenverantwortlichkeit medizinischer Ethik sind kaum voneinander zu trennen. Nur auf der Grundlage eines Verständnisses dieser komplexen Zusammenhänge können wir Lösungen für die einzelnen anstehenden Probleme erörtern, so Unschuld.

Im letzten Abschnitt des Buches werden dann noch einmal berufsständische und gesellschaftpolitische Aspekte angesprochen. Unschuld unterscheidet dabei zwischen der medizinischen Heilwissenschaft (das sind die naturwissenschaftlich begründeten Therapien und deren theoretische Grundlagen) und einer medizinischen Heilkunde (das sind die – bislang oder generell – nicht naturwissenschaftlich begründbaren Therapien und deren zugrunde liegende Ideengebäude). Alle Leistungen, die auf der Grundlage einer medizinischen Heilkunde erfolgen, könnten im Einvernehmen von Arzt und Patient als »individuelle Gesundheitsleistungen« erfolgen. Mit dieser Begriffsbestimmung lässt sich auch der Mangel beheben, die so genannten IGeL-Leistungen allein negativ als »Nicht-GKV-Leistungen« zu identifizieren. So wie medizinische Heilwissenschaften und medizinische Heilkunde ein unauflösbares Paar bilden, ist es auch sinnvoll, Leistungen der gesetzlichen Krankenkassen und individuelle Gesundheitsleistungen als zwei notwendige Teile einer vollständigen Gesundheitsfürsorge anzusehen. Dabei soll es jedem Individuum freistehen zu bestimmen, welche Gewichtung der beiden Teile den Vorrang erhalten soll. Leider sieht die Realität anders aus. Die Krankenkassen finanzieren therapeutische Maßnahmen aus beiden Bereichen – aber nur zum Teil. Die im Rahmen der Gesundheitsreform zu Beginn des Jahres 2004 eingeführte Trennlinie zwischen verschreibungspflichtigen und nicht verschreibungspflichtigen Medikamenten ist medizinisch unsinnig und bestraft so manches gute Medikament, das ohne Nebenwirkungen keines Rezeptes bedürfte, aber ab jetzt auch nicht mehr verordnet werden kann.

Der Autor betont, dass Ärzte und Apotheker nicht mehr als Hauptakteure staatlicher Gesundheitsfürsorge gefragt sind, sondern als abhängige Mitwirkende im großen wirtschaftlichen Verteilungsspiel eingesetzt werden. So sei es nur logisch, dass selbst der behördliche Kern des öffentlichen Gesundheitssystems nun den Ärzten zunehmend entfremdet wird. Die Besetzung offener Stellen in jüngster Zeit vermittelt den Eindruck, dass Juristen, Soziologen, Ökotrophologen ebenso befähigt sind wie Ärzte, die entsprechenden Ämter innezuhaben. Eine ähnliche Entwicklung zeichnet sich ja an allen Krankenhäusern ab, in denen der Ärztliche Direktor entweder abgeschafft oder entmachtet und in jedem Fall der Verwaltung untergeordnet wird.

Der Autor schreibt wörtlich: »Die Schmälerung der finanziellen Leistungen an die Ärzte im Verlaufe der vergangenen ein bis zwei Jahrzehnte steht jedem – auch den nicht Betroffenen – vor Augen. Jüngstes Beispiel für diesen Aspekt der Deprofessionalisierung ist die Einführung der schon oben erwähnten so genannten Fallpauschalen. Nicht ärztliche Erfahrung im Umgang mit Leidenden, sondern ökonomisches Denken hat die Fallpauschalen aus der Autowerkstatt in die Krankenhäuser übertragen. Der Aufschrei gegenüber dieser menschenverachtenden und das Wesen von Medizin gründlich missachtenden Regulierung der Arzt-Patient-Beziehung war erstaunlich gering. Fallpauschalen vernachlässigen bewusst die individuelle Erfahrung des Leidens. Politiker, die nie als Therapieverantwortliche einem Patienten von Angesicht zu Angesicht gegenübergestanden haben, nehmen für sich in Anspruch, denjenigen, die diese Verantwortung Tag für Tag auf sich nehmen müssen, ihr Handeln vorzuschreiben. Grundlage ist das Misstrauen in die ökonomische Disziplin der Ärzteschaft.« Und wie steht es mit der Zweiklassenmedizin? Hier spricht Unschuld eher von einer »Vielstufenmedizin« und stimmt damit Seehofer zu, der ja ebenfalls betont, dass es schon längst nicht nur eine Zweiklassen-, sondern eine Mehrklassenmedizin in Deutschland gibt.

»Ärztliche Ethik wird als Begriff politisch denunziert, da er die Moral der Arzt-Patient-Beziehung allein aus der Sicht der Ärzte bestimmt. Bioethik ist demgegenüber ein Ausdruck für das Bemühen, die ärztliche Tätigkeit ethisch an den gesamtgesellschaftlichen Interessen zu orientieren. Das hört sich gut an, muss aber im Ergebnis nicht gut werden.« Wie sagte doch ein Teilnehmer an solchen Debatten kürzlich: Es gehe in den bioethischen Debatten um strategische Aspekte der Deutungshoheit! Unschuld führt aus: »Wo dies hinführen kann, das haben die Jahre 1933 bis 1945 ebenso gezeigt, wie der Missbrauch etwa der Psychiatrie in der Sowjetunion. ... Dass dies nicht wieder geschieht, darauf gilt es zu achten. Die medizinische Ethik, so lautet die Lehre jener Beispiele, ist immer dann gefährdet, wenn sie einer Bioethik untergeordnet wird, die sich übergeordneten Werten und Zielen verpflichtet sieht.« Lehrstühle für Bioethik gehören in die philosophischen oder theologischen Fakultäten. Um mit den verschiedenen Partnern (Industrie, Krankenkassen, Behörden) auszukommen, muss man das Gesundheitswesen der Zukunft gemeinsam gestalten und dennoch ärztliche Ethik durchsetzen. Hierfür ist eine wohl überlegte Standespolitik erforderlich. Nicht die immer stärkere Ausweitung des Leistungskataloges der gesetzlichen Krankenversicherung kann im Interesse der Ärzteschaft und ihrer Patienten liegen, sondern die tatsächliche Beschränkung auf die Paragraphen des Sozialgesetzbuches (SGB) V, wonach eine ausreichende, zweckmäßige und wirtschaftliche Versorgung der Versicherten gewährleistet werden muss. »Entscheidungsträgern wie Beteiligten im deutschen Gesundheitswesen kommt demnach eine verantwortungsvolle Aufgabe zu. Der gesetzlich versicherten Öffentlichkeit muss das Vertrauen ermöglicht werden, dass der im SGB V definierte Kernbereich alles Erforderliche und Notwendige enthält, und die Ärzteschaft muss das Gefühl haben, dass die Erbringung dieser erforderlichen und notwendigen Maßnahmen adäquat, d. h. im Einklang mit der überdurchschnittlichen Verantwortung und Sorgfalt des ärztlichen Berufes vergütet wird.«

Aus dem Vorwort ist ein längerer Kommentar zu diesem vorzüglichen Buch geworden. Zu viele wichtige und richtige Gedanken hat Unschuld zu Papier gebracht, als dass diese unkommentiert und ohne Hervorhebung hätten bleiben dürfen. Ich zögere nicht zu behaupten, dass ich mich mit den Ausführungen des Autors voll solidarisiere und dass dieses Buch eine Pflichtlektüre für Ärztinnen und Ärzte, für hilfsärztliches Personal, für Studierende, vor allem aber auch für Verantwortliche in Krankenkassen, Pharmafirmen und Gesundheitsbehörden sein sollte. Dank dem Autor, dass er mit so viel Mühe und mit einer brillanten Feder Gedanken formuliert hat, die im Gesundheitswesen längst hätten formuliert sein müssen.

Hellmut Mehnert
München, im April 2005

Der gute Arzt von Sechuan

Lassen wir, wenn wir vom guten Arzt von Sechuan sprechen, zunächst einmal den Gedanken an Bert Brecht, an Shen Te und Shui Ta, beiseite und gehen wir ganz konkret nach Sechuan. Das ist eine große und fruchtbare Provinz Chinas. Die Bewohner Sechuans haben sich nicht zuletzt durch ihre Beiträge zur Medizin einen Namen gemacht und so fällt es nicht schwer, eine ganze Reihe von Persönlichkeiten aufzuzählen, die sich als Autoren medizinischer Werke oder als Kliniker im Laufe der vergangenen zwei Jahrtausende hervorgetan haben – jeder im wörtlichen Sinne also als »guter Arzt von Sechuan«.

Man könnte auf Tang Shenwei, den berühmten Arzt und Autor der pharmazeutischen Enzyklopädie *Jingshi zhenglei beiji bencao* aus dem 11. Jahrhundert, verweisen. Oder man könnte auf seinen Zeitgenossen, den ebenso berühmten Literaten und Arzt Su Shi verweisen, der für seinen beispielhaften medizinischen Einsatz während der großen Hungerkatastrophe von 1089 und für die Errichtung eines Hospitals für die Armen aus eigenen Mitteln im darauffolgenden Jahr noch heute lobend erinnert wird.

Das Erstaunliche mag sein, dass es in der chinesischen Medizingeschichte ganz ähnliche Kriterien gab, die einer Person zu einem Platz im Olymp des kollektiven Gedächtnisses verhalfen wie in der europäischen Medizingeschichte – und dies in einem kulturellen Umfeld, von dem wir doch in der Regel annehmen, dass es der abendländischen, von judäo-christlichen Werten geprägten Zivilisation nicht identisch ist.

Nun, einen solchen Vergleich zu führen, ist deshalb nicht so schwierig, weil in China wie in Europa seit der Antike zahlreiche Ärzte Deontologien verfasst haben, in denen sie die moralischen Anforderungen an den guten Arzt niederschrieben und damit auch die Grundwerte, die ärztlichem Handeln die Richtung weisen sollen. Alles, was wir in diesen Schriften lesen, kommt uns vertraut vor; nirgendwo finden wir etwas, das auf das Vorhandensein besonderer »asiatischer Werte« im Umgang mit dem Leben schließen ließe.

Das beginnt schon bei Sun Simiao, dem großen tang-zeitlichen Kliniker, Autor und Ethiker, der zu Beginn des 7. Jahrhunderts seine Vorstellungen von einem herausragenden Arzt niederschrieb. Wenn Sun Simiao von dem guten Arzt verlangt, dass er bei der Behandlung von Kranken seine volle Konzentration aufwenden muss, dass er selbstlos und voller Mitleid handeln soll und dass er keine Mühe scheuen darf, ein jedes Lebewesen zu erretten, so kann uns dies ebensowenig überraschen, wie Sun Simiaos Forderung: »Wenn ein Patient Hilfe sucht, so darf ein guter Arzt nicht nach Rang, Reichtum oder Alter fragen und auch nicht darauf achten, ob der Betreffende hübsch oder unansehnlich, Feind oder Freund, Chinese oder Ausländer, oder schließlich ungebildet oder wissend ist. Jeder sei ihm gleich; stets handle er so, als denke er an sich selbst.« (1)

Oder nehmen wir einen weiteren Ausschnitt aus Sun Simiaos medizinischer Ethik. »Bei der Entscheidung über eine Behandlung ... ist es unerlässlich, sich mit der jeweiligen Situation vollauf vertraut zu machen, sodass keine Zweifel bestehen bleiben. Es ist wichtig, dass man die Untersuchung mit Beharrlichkeit vornimmt. Wo es um ein Leben geht, darf man nicht in Hast und im Vertrauen auf die eigene Überlegenheit und Fähigkeit handeln und schon gar nicht seinen eigenen Ruf im Auge halten. Das entspräche nicht den Forderungen der Menschlichkeit!« (2)

Sie mögen – zu Recht – sagen: wie banal. Aber gerade das ist es, worauf ich hinaus möchte. Hier sind keine faszinierenden Unterschiede festzustellen. Es ist die Banalität der Übereinstimmung in der Einschätzung von Menschlichkeit eines chinesischen Arztes des 7. Jahrhunderts mit den Grundwerten, die auch in Europa über die Jahrhunderte hinweg gegolten haben, die uns faszinieren sollte. Aber wo, so möchten Sie vielleicht fragen, liegt denn nun die Faszination des Anderen, des kulturell bedingten Unterschieds?

Nun, es gibt auch dieses Andere, diesen kulturell bedingten Unterschied und er äußert sich zum Beispiel in der bis in die Spätzeit des Kaiserreichs erhobenen Forderung der Konfuzianer, dass man die Medizin nicht den berufsmäßigen Ärzten überlassen dürfe, da bei dieser Personengruppe in der Regel nicht zu erwarten sei, dass sie das Interesse der Patienten über die eigenen Interessen des Gewinnstrebens und der Ruhmsucht stellen werde.

Viele Texte könnte ich Ihnen zitieren, die diesen Grundtenor ausführlich mit Beispielen belegen, die aufzeigen, wie Mitleid von Geldgier überdeckt war und somit die von den Ärzten beschworenen Grundwerte der Menschlichkeit andauernd verletzt werden. Das konfuzianische Rezept gegen die Gefahr, von einem berufsmäßig praktizierenden Arzt im wahrsten Sinne des Wortes misshandelt zu werden, bestand in der Forderung, jeder gebildete Mensch müsse ausreichend Medizinkenntnisse besitzen, um die ihm nahe Stehenden zu behandeln. Lin Qilong etwa, ein konfuzianischer Beamter, äußerte, wie manche anderen Autoren auch, die Gewissheit, dass sich diejenigen, die Medizin berufsmäßig praktizieren, erst gar nicht die Mühe machen, große Kenntnisse zu erwerben. Er schrieb im Jahre 1666:

»Es gibt zahlreiche Leute, die Medizin praktizieren, doch es gibt nur wenige, die Medizin studieren. Sie öffnen morgens einen Buchdeckel und wagen es noch an demselben Abend, Krankheiten zu untersuchen und Rezepte auszustellen. Medizin bedeutet für sie nicht »Praxis der Menschlichkeit«, um in der Not zu helfen und in der Gefahr zu unterstützen, sondern einen bequemen Weg, auf dem man schnell zu Kleidern und Speisen gelangt. Medizin erscheint ihnen als etwas Oberflächliches! Medizin erscheint ihnen als etwas Leichtzunehmendes! Wie kann es da im Lande noch namhafte Ärzte geben!?« (3)

Noch Ende des 19. Jahrhunderts, als auch in China der berufsmäßig praktizierende Arzt längst die Regel war, schrieb Xu Yanzuo: »Selten sterben die Menschen an Krankheiten, vielfach sterben sie an Arzneien. Diejenigen, die heute Medizin praktizieren, üben sich zunächst einmal in Redegewandtheit und damit töten sie dann die Menschen. Dass sie auf diese Weise auch noch berühmt werden, ist sehr bedauerlich!« (4)

Xu Yanzuo war Pessimist. Er glaubte nicht, dass die menschliche Natur es möglich mache, die rechte Balance zu finden in einem immerwährenden Zwiespalt, den er in den Worten beschrieb:

»Die Absichten der Mediziner sind zweigeteilt. Die eine besteht darin, den Menschen das Leben zu erhalten, die andere besteht darin, Gewinne einzustreichen.« Und er fügte hinzu: »Muss man angesichts dieser einander entgegengesetzten Tendenzen nicht vorsichtig sein?« (5)

Arztsein war, wie kein zweiter Beruf, – und da muss man Xu Yanzuo Recht geben – immer schon in dem Zwiespalt gefangen, die Sorge um die Not der anderen mit der Sorge um die Bedürfnisse des Selbst zu verknüpfen. Seit es Autoren gibt, die diesen Zwiespalt beschrieben haben, gibt es – sowohl in China als auch in Europa – mehr oder weniger drastische Berichte über diejenigen, die die rechte Balance nicht gefunden haben. Zugleich aber gab es immer auch die Kehrseite, diejenigen nämlich, die sich für die Nöte der anderen aufgeopfert haben, obschon ihr Umfeld und die eigene Lage eine weniger heroische Verhaltensweise vielleicht gerechtfertigt hätten.

Nehmen wir ein Beispiel aus dem China des 13. Jahrhunderts. Zhang Gao beschrieb viele Ärzte, die der Versuchung, das eigene Interesse über das der Kranken zu stellen, nicht widerstehen konnten; aber er wusste auch um Gegenbeispiele. So berichtete er über den Arzt Zhang Yanming: »Wenn mittellose Gelehrte, Soldaten oder arme Leute ihn um Arzneien baten, so verlangte er von keinem Geld. Im Gegenteil, er beschenkte sie noch mit Geld und Reis! Wenn jemand um einen Krankenbesuch bat, so folgte er, auch wenn der Bittsteller noch so arm war. Wenn Begüterte nach Arzneien verlangten, hegte er nie die Absicht, die reichen Leute wiederkommen zu lassen, damit sie noch mehr Geld brächten. ... Ich habe lange mit ihm zusammengelebt und kenne ihn sehr gut. Er praktizierte Medizin, ohne je von Geld zu sprechen. Man kann ihn als einen hervorragenden Menschen unter den Medizinern bezeichnen. Eines Tages brach in der Stadt eine Feuersbrunst aus. Alles brannte und stand in dichtem Rauch. Allein sein Wohnhaus blieb verschont. Als die Gegend eines Jahres von einer bösen Viehseuche betroffen wurde, blieben nur seine Ställe unversehrt. So beschützten ihn die Götter!« (6)

Da nun Zhang Gao hier von den Göttern spricht, ist es nur fair, wenn ich jetzt doch noch auf Bertolt Brecht als Ideengeber hinter dem Titel meines heutigen Vortrags zurückkommen. Und so wird es Ihnen auch nicht schwerfallen, die ersten Zeilen des vielgespielten Stückes wiederzuerkennen, die ich hier nur leicht den geänderten Zeiten angepasst wiedergeben möchte:

Wang, ein Arzt, stellt sich dem Publikum vor: »Ich bin Arzt hier in der Hauptstadt von Sechuan. Als es noch wenig Ärzte gab, mussten die Patienten weit danach laufen und wir verdienten viel. Nun da es viele Ärzte gibt, verdienen wir nur noch wenig. Überhaupt herrscht große Armut. Es heißt allgemein, dass uns nur noch die Götter helfen können. Zu meiner unaussprechlichen Freude erfahre ich von einem Pharmavertreter, der viel herumkommt, dass einige der höchsten Götter schon unterwegs sind und auch hier in Sechuan erwartet werden dürfen. Der Himmel soll sehr beunruhigt sein wegen der vielen Klagen, die zu ihm aufsteigen. Seit drei Tagen warte ich hier am Eingang der Stadt, besonders gegen Abend, damit ich sie als erster begrüßen kann. Später hätte ich ja dazu wohl kaum mehr Gelegenheit, sie werden von Hochgestellten umgeben sein und überhaupt stark überlaufen sein. Wenn ich sie nur erkenne! Sie müssen ja nicht zusammen kommen. Vielleicht kommen sie einzeln, damit sie nicht so auffallen. Die dort können es nicht sein, die kommen von der Arbeit ... Der dort ist auch ganz unmöglich ein Gott, er hat Tinte an den Fingern ... Aber dort diese zwei! Mit denen sieht es schon ganz anders aus. Sie sind wohlgenährt, weisen kein Zeichen irgendeiner Beschäftigung auf und haben Staub auf den Schuhen, kommen also von weit her. Das sind sie! Verfügt über mich, Erleuchtete!« (Er wirft sich zu Boden).

Verlassen wir die Vorlage hier; wie Sie sich erinnern werden, hat Wang nun zunächst mit einigen Schwierigkeiten zu kämpfen, als er den Herren des Himmels eine Unterkunft verschaffen möchte. Wenden wir uns lieber gleich der Moral der Geschichte zu und die ist ja bei Brecht – wie könnte es bei einem in Bayern geborenen Dichter anders sein – immer besonders dick aufgetragen und darum leicht zu entdecken. Bei dem guten Menschen von Sechuan heißt es: »das Stück zeigt das allgemeine Gesetz dieser Welt auf, dass es unmöglich ist, gut zu sein und doch zu leben. Drei Götter durchwandern die Welt auf der Suche nach einem guten Menschen. Sie wollen das Gerücht Lügen strafen, wonach die wirtschaftlichen Bedingungen auf Erden zu unerträglich seien, als dass die Menschen die Gebote der Götter zu befolgen vermöchten.« (7)

Meine Damen und Herren, kämen die Götter heute auf die Erde – und sie würden sich in Europa, wenn wir den Eid des Hippokrates als Maßstab nehmen, Asklepios und Hygieia, in China dagegen Huang Di, Shennong und vielleicht noch Sun Simiao nennen – was würden sie wohl sagen? Kämen sie zu dem Schluss, dass es ungeachtet der herrschenden wirtschaftlichen Bedin-

gungen, die hierzulande mit den Stichworten Deckelung und
Notprogramm, Sparzwang und GOÄ, in China mit anderslau-
tenden aber im Effekt gleichwirkenden Begriffen zwar ange-
deutet aber doch nur unzureichend beschrieben sind, dennoch
den guten Arzt gibt? Längst sind China und Deutschland insofern zusammengerückt, als der konfuzianische Sonderweg,
Medizin frei von ökonomischen Erwägungen als Gentleman an
seinen Verwandten und vielleicht gelegentlich einmal an einem
Fremden zu praktizieren, vollends einer vergangenen Utopie
angehört.

Arztsein ist heute sowohl in China als auch in Deutschland nicht
nur durch die rein finanziellen Sachzwänge betroffen, deren Dar-
stellungen in den Medien als Herzklappen- und Laborskandale
gelegentlich bis in die Öffentlichkeit dringen. Arztsein ist heute
durch vielerlei von außen an diesen Beruf herangetragene Einflüsse beeinträchtigt und die Frage, wer ein guter Arzt ist, ist
immer schwieriger zu beantworten. Schwierig auch deshalb, weil
gelegentlich die Selbstbewertung und die Bewertung durch die
Öffentlichkeit weit auseinanderklaffen.

Ist, so fragt sich diese Öffentlichkeit, ein Arzt für gut zu halten,
der den Zeitpunkt des gnädigen Endes eines Lebens und häufig
genug auch eines großen Leidens immer weiter hinausschiebt,
nur weil die Technik ihm die Verfahrensweise dazu in die Hand
gibt? Ist ein Arzt für gut zu halten, der die eine oder andere
Untersuchung oder Operation nur deshalb durchführt, weil sich
sonst die Gerätschaft nicht rentiert, auf die er sich durch eine
enorme Investition den Zugriff gesichert hat? Und ist ein Arzt
für gut zu halten, der der Verpflichtung zum forschenden Spitzenwissenschaftler folgend, weder als Molekularbiologe beste
Wissenschaft leisten, denn dafür sind die Biologen ausgebildet,
noch als Kliniker höchste Leistungen erbringen kann, wenn ihm
die Wissenschaft dazu die Zeit nicht lässt?

Diese Fragen sind nicht einfach zu beantworten. Doch es gibt noch viel schwierigere. Wer hätte etwa 1945 gedacht, dass schon fünf Jahrzehnte später der Gesetzgeber in Deutschland als Organ einer weitgehend verständnisbereiten Öffentlichkeit Ärzte dazu zwingt, bereits pränatal eine Selektion der für lebenswert und lebensunwert erachteten Menschen durchzuführen, und wer hätte gedacht, dass zum Ende eines Jahrhunderts, das in der gesamten westlichen Welt, besonders aber in Deutschland, durch die Irrlehren der Eugenik befleckt ist, in China nochmals ein Gesetz verabschiedet werden würde, das dem behinderten Leben allein eine ökonomische Kosten-Nutzen-Rechnung zukommen lässt, die stets zu dessen Nachteil ausfallen muss und ihm daher keine Rechtfertigung zugestehen kann?

Die Empörung über das chinesische Eugenikgesetz in den westlichen Medien war groß und sie war doch ebenso fragwürdig. Hier kommt einem die chinesische Parabel in den Sinn, von den Soldaten, die nur 50 Schritte vor dem vermeintlich heranrückenden Feind geflüchtet sind und nun diejenigen auslachen, die erst nach 100 Schritten innehalten. Hier in Heidelberg hat Viktor von Weizsäcker im Sommersemester 1933 nüchtern und ohne Zwang in seinen Vorlesungen den Beginn der Ethik der NS-Medizin gerechtfertigt, die keinen Raum mehr ließ für die, wie es damals hieß, Viertel- und Achtelexistenzen (8). An der Verehrung dieses Mannes als Begründer der psychosomatischen Medizin bis in die heutige Zeit haben diese Reden nichts geändert; sie wurden aus dem kollektiven Gedächtnis verdrängt.

Nicht von der hohen Warte der Besserwisserei, sondern auf der Ebene stets gewärtiger Mitverantwortung gilt es, den Dialog mit China und vor allem den chinesischen Ärzten zu pflegen. Wenn dort heutzutage ein Mann wie Mu Guangzong in angesehenen chinesischen Zeitschriften von minderwertigen Geburten sprechen darf, die angeblich einen »Nullwert« – ling suzhi – besitzen, weil sie keinerlei Beitrag zur Gesellschaft zu leisten imstande und daher der Euthanasie anheimzustellen sind (9), und wenn dieser Mu Guangzong und andere somit den Gedanken zu neuem Ansehen verhelfen, die hier in Deutschland vor mehr als sechs Jahrzehnten hoffähig waren, dann ist nicht die Heuchelei schneller Verurteilung gefragt, sondern das Gespräch über die Ursachen, den Sinn und die möglicherweise verheerenden Konsequenzen solcher Forderungen.

Nicht erst das 20. Jahrhundert, aber dieses ganz besonders, hat uns vor Augen geführt, dass die Medizin immer gefährdet ist, als Instrument kurzfristiger Interessen aber auch menschlicher Hybris missbraucht zu werden. Die Frage lautet doch: besitzt die Medizin eine eigene Ethik, die sie der Gesellschaft mitzuteilen in der Lage ist, oder bringt die Gesellschaft ihre Ethik in die Medizin ein. Dieser Dialog ist schwierig und immer wieder neu zu führen.

Wenn heute der Verfasser des hippokratischen Eides oder gar Sun Simiao noch einmal die Gelegenheit besäßen, sich die Realität anzuschauen, sie würden überrascht sein, nicht etwa weil die Medizin andere Wertmaßstäbe entwickelt hätte, als sie sie vor fast zwei Jahrtausenden vorgetragen hatten. Sie würden überrascht sein, weil sie die Möglichkeiten nicht voraussehen konnten, die das heutige medizinische Wissen und die heute verfügbaren medizinischen Techniken im Umgang mit dem werdenden, dem kranken und dem sterbenden Leben nach sich gezogen haben. Sie würden überrascht sein, weil die Grundwerte, die wir nach wie vor beschwören, in vieler Hinsicht zurücktreten müssen hinter solche kurzfristigen Erwägungen, die sich aus den Zwängen der Ökonomie ebenso wie etwa aus den Anforderungen, die Wissenschaft weiterzuentwickeln, ergeben können. Viele Ärzte befinden sich in einer Lage, in der sie meinen, gar nicht anders handeln zu können, als diese Zwänge und Erwägungen in ihrem täglichen Handeln zu berücksichtigen.

Diese Situation, freilich, birgt nicht nur für die Patienten große Risiken, auch der Arztberuf selbst steht vor grundsätzlichen Gefährdungen. In Deutschland haben wir einmal von den Standesberufen gesprochen und damit war auch die Medizin gemeint. In dem Begriff Standesberuf steckt die Vorstellung einer gewissen Selbständigkeit, d. h., die Ziele des Berufs und die Verwirklichung der Ziele aus dem eigenen Berufsethos her definieren zu können. Wie ist es aber zu erreichen, dass sich das jeweilige Berufsethos nicht in erster Linie unter das Diktat der Wirtschaftlichkeit, nicht in erster Linie den Anforderungen einer wissenschaftlichen Karriere und nicht in erster Linie den Zielen einer jeweils an einem Ort vorherrschenden Ideologie unterordnet?

Genau hier liegen die Probleme; eine einfache Lösung gibt es nicht. Ärztliche Selbstständigkeit beruhte in der Vergangenheit vor allem auf der Kontrolle über das Wissen und die Technik, die am Kranken zum Einsatz kommen. Diese Kontrolle ist der Ärzteschaft nicht mehr vollständig zueigen und entgleitet ihr immer mehr. Wissen und Technik in Diagnose und Therapie und nicht zuletzt das ganze institutionelle Setting, allem voran die Krankenhäuser, werden zunehmend von nicht-ärztlichen Instanzen an die Medizin geliefert, müssen teuer finanziert werden und erzwingen von den Ärzten ökonomische Handlungsweisen, die nicht ohne weiteres den antiken Vorgaben einer selbstlosen Gleichbehandlung aller Patienten Vorschub leisten.

Die Erwartungen eines jeden einzelnen Patienten, die gesamten Möglichkeiten der modernen Medizin an sich verwirklicht zu sehen, und die damit verknüpfte Unmöglichkeit für die überwiegende Mehrzahl der Patienten, eine zeitgerechte Therapie aus eigenen Mitteln zu begleichen, haben ökonomische Mittler, vor allem die Krankenkassen, zwischen Arzt und Patienten gestellt, die selbst wiederum zunehmend aus eigenen Interessen handeln und somit die Arzt-Patienten-Beziehung in einer Weise beeinflussen, die nicht nur Gutes verheißt.

Viele weitere Punkte könnten hier angesprochen werden; einen letzten möchte ich noch nennen, das ist die innere Heterogenität der Ärzteschaft. Zwar nach außen hin dem einen Ziel des Dienstes am Kranken verbunden, lassen die große Zahl der Ärzte und die Vielschichtigkeit der Bevölkerung längst keine Geschlossenheit in einer Denk- und Handlungsweise mehr zu. Während beispielsweise ein Teil der Ärzteschaft nach wie vor der Wissenschaft die Treue hält, hat sich ein anderer Teil längst davon verabschiedet und praktiziert – wie vor dem 19. Jahrhundert – eine Heilkunde, die der eigenen Weltanschauung oder den gewinnbringenden Erwartungen der Patienten entsprechen. Bereits mehr als eine Milliarde DM pro Jahr – so lauten Schätzungen – schütten die Kassen in Deutschland beispielsweise an in der ganz überwiegenden Anzahl unzureichend ausgebildete Anwender der Akupunktur aus – wen möchte da man als guten Arzt bezeichnen, denjenigen, der sich bemüht, fundiertes Wissen anzuwenden, oder denjenigen, der, sich den Wünschen der Patienten beugend, sein Handeln auf Vermutungen stützt?

Über die Probleme des Arztseins in China brauchen wir hier im Detail nicht zu sprechen. Jeder, der die dortigen Realitäten kennt, wüsste genügend Beispiele zu nennen, die ein Arztsein sowohl im Sinne des Hippokrates als auch im Sinne des Sun Simiao für viele sehr schwierig werden lassen. Kehren wir noch einmal zum guten Menschen von Sechuan zurück. Ist es so, wie die Götter am Nachtlager des Wasserverkäufers Wang beklagen?

Ich zitiere den ersten Gott: »Entsetzlich. Unsere ganze Suche ist gescheitert. Wenig Gute fanden wir und wenn wir welche fanden, lebten sie nicht menschenwürdig... Was für eine Welt haben wir vorgefunden? Elend, Niedrigkeit und Abfall überall! Selbst die Landschaft ist von uns abgefallen. Die schönen Bäume sind enthauptet von Drähten, und jenseits der Gebirge sehen wir dicke Rauchwolken und hören einen Donner von Kanonen, und nirgends ein guter Mensch, der durchkommt. (10)

Nun, das wissen wir alle, so schlimm steht es nicht. Viele, sehr viele Ärzte sind ungeachtet der Zwänge in China wie in Deutschland bemüht, den Dienst am Kranken in den Vordergrund ihres Handelns zu stellen. Und dennoch, die Zeichen an der Wand sind unübersehbar. Wir wissen nicht, wo die Entwicklung enden wird, wenn sich diejenigen, die den Beruf des Arztes wegen der Grundwerte, die sich historisch mit ihm verbinden, gewählt haben, nicht unentwegt Gedanken darüber machen, wie diese auch in Zukunft aufrechterhalten werden können. Die Vorgaben, wie dieses Ziel anzugehen ist, sind deutlich: sie heißen nach wie vor: Selbstbestimmung, nicht Abhängigkeit als Instrument der Interessen anderer. Wenn dieses Ziel wieder erstrebt wird, dürfte unser Stück auch anders enden als das Brechtsche Werk, in dem die Götter bekanntlich nur noch eine Person finden, die noch dazu eine Doppelexistenz führen muss, um das Gutsein der Shen Te durch die Gerissenheit des Shui Ta immer wieder vor dem raschen Ruin zu schützen.

Für den Dialog deutscher und chinesischer Ärzte gibt es viele Gründe. Einen davon wollte ich heute besonders ansprechen. Es ist der Austausch über die Grenzen herkömmlichen Kulturverständnisses hinweg in Hinsicht auf die Gemeinsamkeiten im Dienst am Kranken. Über die tagespolitischen Zwänge hinweg erlaubt der Blick in die Geschichte und Gegenwart der jeweils anderen Zivilisation, das Grundsätzliche zu erkennen, zu formulieren und einzufordern – ganz gleich, ob Asklepios und Hygieia oder Huang Di, Shennong und Sun Simiao dereinst erscheinen werden, um Rechenschaft zu verlangen.

Und wenn sie sich dann verabschieden, so werden die himmlischen Inspektoren – wiederum frei nach Brecht – vielleicht mit folgenden Worten von dannen ziehen:

»Lasst uns zurückkehren. Diese kleine Welt
hat uns sehr gefesselt. Ihr Freud und Leid
hat uns erquickt und uns geschmerzt. Jedoch
gedenken wir dort über den Gestirnen
Eurer, der guten Menschen, gern
die Ihr von unserm Geiste hier unten zeugt
in kalter Finsternis die kleine Lampe tragt.
Lebt wohl, macht's gut!« (11)

Literatur

1 Unschuld PU (1975) Medizin und Ethik. Sozialkonflikte im China der Kaiserzeit. Wiesbaden, p 21

2 ebenda, p 22

3 ebenda, pp 51 f

4 ebenda, p 77

5 ebenda, p 75

6 ebenda, p 37

7 Brecht B (1942) Der gute Mensch von Sezuan. Frankfurt 1964, Vorblatt

8 Viktor von Weizsäcker. Die soziale Krankheit. In: Achilles P et al (eds) Viktor von Weizsäcker. Gesammelte Schriften. Frankfurt/M, 1987, pp 318–326

9 Siehe ChinaPOPIN: www.cpirc.org.cn/yjwx_detail.asp?id=35

10 Brecht B (1942) Der gute Mensch von Sezuan. Frankfurt 1964, p 130

11 ebenda, p 141 (modifiziert)

Der Arzt als Fremdling in der Medizin?

Von der Triebfeder zum Getriebenen

Manchmal bedarf es, um zu einem Punkt zu gelangen, eines kleinen Umwegs. Mein Umweg heute, der uns zu einer hiesigen und durchaus aktuellen Problematik leiten soll, führt uns – das wird man dem Sinologen und Medizinhistoriker nachsehen – zunächst einmal nach China.

Dort schrieb zur Blütezeit der Tang-Dynastie, etwa im Jahre 650 n. Chr., der Arzt Sun Simiao seine Gedanken zur Standesethik nieder. Wie auch in Europa Jahrhunderte zuvor der unbekannte Autor des Textes, der später als der *Eid des Hippokrates* in die Geschichte einging, verband der chinesische Arzt in seiner Ethik solche Aussagen, die für die Öffentlichkeit bestimmt waren, mit solchen Aussagen, die sich an seine Kollegen richteten.

In den Aussagen, die für die Öffentlichkeit bestimmt waren, beteuerte Sun Simiao, dass er – wie auch seine Kollegen – das Leben als das höchste Gut ansähe, das es unter allen Umständen zu bewahren gelte. Nicht einmal Tiere dürften getötet werden, um daraus Arzneien herzustellen, die für die Behandlung von Menschen hilfreich seien.

In den Aussagen, die sich an seine Kollegen richteten, empfahl Sun Simiao Verhaltensweisen in der Arzt-Patienten-Beziehung, die vor allem dazu geeignet schienen, die Furcht der Öffentlichkeit zu beschwichtigen, ein Arzt nutze das Leiden der Kranken in erster Linie dazu, sich zu bereichern. Dieser Verdacht ist in China seit dem 1. Jahrhundert. v. Chr. dokumentiert. Gleich in der ältesten Ärztebiographie, die wir in einem Geschichtswerk nachlesen können, heißt es: »Ärzte sind auf Profit aus, deswegen wollen sie sich an denen, die keine Krankheiten haben, verdient machen.«(1) Sieben Jahrhunderte später riet Sun Simiao seinen Kollegen daher, allen Anschein zu vermeiden, der diese Unterstellung bestärken könne:»Wenn Ihr in das Haus eines Kranken gerufen werdet und an den Wänden hängen die kostbarsten Gemälde, schreitet daran vorbei, als sei es nichts. Wenn Ihr beim Essen die köstlichsten Delikatessen vorgesetzt bekommt, schluckt sie herunter, als hätten sie keinen Geschmack.« (2)

Sun Simiao wusste wovon er sprach. Er selbst führte sein Interesse daran, Medizin zu studieren, auf die häufigen Krankheiten in seiner Jugend zurück. Die Honorarforderungen der behandelnden Ärzte hatten die finanziellen Mittel seiner Familie erschöpft. Sun Simiao wusste aber auch, dass er keineswegs bei allen Ärzten Gehör finden würde. Zu groß war die Versuchung, die Angst der Patienten angesichts Krankheit und der Gefahr frühen Todes in klingende Münze umzuwandeln. Sun Simiao wandte sich daher nicht an die Ärzte insgesamt. Er gab nicht vor, für die Ärzteschaft als solche zu sprechen. Sun Simiao schrieb für und über diejenigen Kollegen, die er als die »herausragenden Ärzte« ansah. Nur einer kleinen Gruppe »herausragender Ärzte« traute er zu, dass ihnen das Leben in der Tat das höchste Gut sei. Nur einer kleinen Gruppe »herausragender Ärzte« traute er zu, die finanziellen Eigeninteressen hinter das Wohlergehen der Patienten zurückzustellen.

Der chinesische Arzt der Tang-Dynastie schrieb zu einer Zeit, als es noch keine verfasste Ärzteschaft gab. Es gab auch noch keine Gesundheitsversicherung, kein staatlich kontrolliertes Medizinstudium, keine Standesgerichtsbarkeit. Der Arzt, in China wie auch in Europa, bewegte sich über lange Jahrhunderte auf einem schmalen Grat zwischen der Hochachtung für den, der sich den Leiden anderer widmet, einerseits und der Verachtung für den Quacksalber und Beutelschneider andererseits, der entweder unzureichend ausgebildet ist oder aber sein Wissen für unethische Zwecke nutzt. Es waren dies Jahrhunderte, insgesamt zwei Jahrtausende, in denen einige wenige Ärzte reich werden konnten – so reich, dass sie es sich gelegentlich einmal leisten konnten, einer bedrängten Stadt eine neue Stadtmauer zu spendieren – die anderen aber arm blieben, so arm, wie die Armen, die sie behandelten.

Es war auch die Zeit, in der zum einen nur wenige Ärzte verfügbar waren, ein Großteil des Publikums musste sich selbst helfen oder auf nichtärztliche Heiler vertrauen, und es war die Zeit, in der ein steter Zweifel selbst an den Fähigkeiten der universitätsgebildeten Ärzte herrschte. Der Ausruf »Arzt, heile Dich selbst!« ist vielleicht die prägnanteste Formulierung einer andauernden Grundstimmung.

Und dann änderte sich alles. Die enge Verbindung von Medizin und moderner Naturwissenschaft bewirkte erstmals standardisierbare Therapien, die voraussehbar und wiederholbar Erfolge in der Behandlung nicht nur vieler Alltagsleiden garantierten, sondern auch in der Behandlung, Vorbeugung und schließlich sogar Ausrottung äußerst bedrohlicher Einzelkrankheiten und auch Epidemien. Die heute nur noch spöttisch gebrauchte Bezeichnung »Halbgötter in Weiß« hatte im späten 19. und beginnenden 20. Jahrhundert durchaus ihre Berechtigung. Der Quantensprung, am sichtbarsten in der Chirurgie, gegenüber den groben und häufig erfolglos verlaufenen Eingriffen vor der Entdeckung der Anästhesie und vor der darauffolgenden Entwicklung moderner operativer Techniken, dieser Quantensprung wurde von einer dankbaren Öffentlichkeit mit einer Hochachtung belohnt, die jedem zukommt, der die Todgeweihten wieder auferstehen lässt.

Es wird heute in der Regel übersehen, dass sich die eigentliche Belohnung, die der Medizin für diesen Quantensprung des Wissens und der Fähigkeiten zuteil wurde, in der Errichtung eines Krankenversicherungssystems äußerte. Erst die Verwissenschaftlichung der Medizin, erst die verlässlichen und somit stets an Arm und Reich wiederholbaren Erfolge in der Chirurgie und bald darauf auch in der Arzneimitteltherapie legten die Voraussetzungen dafür, Pflichtbeiträge einzuziehen und damit ein System zu finanzieren und zu unterhalten, in dem jeder Bedürftige im Falle von Kranksein darauf hoffen durfte, eine rationale und daher dem Stand des Wissens entsprechend erfolgreiche Therapie zu erhalten. Der Ehrentitel »Halbgötter in Weiß« war gleichsam die Voraussetzung für ein Umfeld, das es nie zuvor gegeben hatte. Wer sich das rechte, also das naturwissenschaftlich gestützte Wissen in der Medizin erwarb, wer die Zulassung zur Kassenpraxis erhielt, der brauchte sich nicht mehr an den wirtschaftlichen Möglichkeiten des einzelnen Patienten zu orientieren, der konnte mit standardisierten Einkünften rechnen.

Es waren die knappen einhundert Jahre vom späten 19. bis in das späte 20. Jahrhundert, die der Medizin in Deutschland einen Status bescherten, den sie nie gekannt hatte. Der Arzt wurde nun zur allseits anerkannten Triebfeder des Systems. Nicht alle Schönheitsfehler, die – aus ärztlicher Sicht – das Bild trübten, konnten beseitigt werden. Noch in den 60er Jahren des 19. Jahrhunderts war die Wertschätzung der universitätsgebildeten Ärzte so gering, dass die allgemeine Kurierfreiheit gesetzlich verankert wurde und eine Vielzahl von nichtärztlichen Heilergruppen legitimierte, die dann im Gesetz von 1939 als Heilpraktiker zusammengefasst wurden.

Noch in den 1920er Jahren zwang die hohe Zahl der Ärzte zu Formen der Werbung, die heute, knapp ein Jahrhundert später, unvorstellbar sind. Kein Geburtshelfer fühlt sich heute noch gezwungen, einmal im Jahr die Hebammen der Stadt einzuladen und unter den Kuchenteller einen Geldschein zu legen, der von den Damen diskret in die Handtasche auf dem Schoß gezogen und mit der Zuweisung von Patientinnen an den erwidert wird, der den größten Betrag investierte.

Es war die Wirtschaftswunderzeit der 1950er Jahre und der anhaltende Wohlstand der folgenden zwei, drei Jahrzehnte, der die Illusion erweckte, so müsse es auf ewig weitergehen. Umhätschelt von der pharmazeutischen Industrie, die sich die Gunst der Ärzteschaft nicht nur mit Wandkalendern und Schlüsselanhängern, sondern durchaus auch mit dem sprichwörtlichen Rosenthal-Service zu sichern suchte. Umhätschelt auch von den Banken, die jedem Kreditwunsch eines Arztes zur Praxiseröffnung oder -erweiterung mit offenen Armen und vollen Händen entgegenkamen. Verwöhnt schließlich von dem Zusammenspiel zwischen Krankenkassen und den Kassenärztlichen Vereinigungen, die die Mittel besaßen, jedem niedergelassenen Arzt eine Umsatzgarantie zu geben und somit auch diejenigen Ärzte in den gehobenen Einkommenskategorien anzusiedeln, deren quantifizierbare Leistungen dazu keinen Anlass boten.

Wichtiger als diese finanziellen Bequemlichkeiten noch waren die immateriellen Wertschätzungen, die sich mit dem Arztsein verbanden. Die Hierarchien auf den Stationen waren eindeutig. Der Arzt war wie selbstverständlich der Vorgesetzte der Krankenschwester; der ärztliche Direktor hatte wie selbstverständlich ein größeres Gewicht als die Verwaltung. Die medizinischen Belange der Therapie standen wie selbstverständlich vor den Kostenerwägungen. Das Ansehen der Ärzte in der Öffentlichkeit erreichte einen historischen Höchststand; kein Redakteur einer Bild- oder sonstigen Boulevardzeitung hätte sich eine sprunghaft gestiegene Verkaufszahl davon erhoffen können, dass er irgendwelche ärztliche Unregelmäßigkeiten in fetten Balkenüberschriften auf die erste Seite gedruckt hätte. Einzelfälle wären dies gewesen, die dem Gesamtbild nichts anhaben konnten.

Doch die Zeiten haben sich geändert. Jeder Redakteur weiß, dass eine Überschrift wie »Ein Herz für Bares« (3) zum so genannten Herzklappenskandal oder »Arzt in Niederbayern nahm seine Patienten aus wie Gänse« (4) die Verkaufszahlen steigen lässt und auf ein zustimmungsbereites Publikum trifft. Wer heute als Praxisgründer zu einer Bank geht und um einen Kredit nachsucht, muss zunächst einmal eine gewaltige Sicherheit aus eigener Kraft erbringen. Die Pharmaindustrie verschenkt kein Rosenthal-Service mehr. Der nichtärztliche Verwaltungsdirektor sitzt gleichberechtigt mit der Pflegedirektion neben dem ärztlichen Direktor eines Krankenhauses, und auf den Stationen der Universitätskliniken hat die gewachsene Profilierung und die erhöhte Verantwortungsteilnahme der Pflegeberufe auch zu neuen Formen des Umgangs geführt.

Doch die Einschränkung der Verfügungsmacht des einzelnen Arztes in seiner täglichen Routine ist nur der vielleicht sichtbarste Teil eines Umschwungs, der sich auch im Großen äußert. Nehmen wir als Beispiel die so genannte medizinische Ethik. In der Geschichte der europäischen Medizin war medizinische Ethik in der Regel die von Ärzten formulierte Ethik. Zwar orientierten sich die Grundwerte, die die Ärzte in ihrer expliziten Ethik ihrem Wirken zugrunde legten, immer an den herrschenden Grundwerten der Gesellschaft, in der sie wirkten, doch die konkreten Werte der Umsetzung in der Praxis waren stets aus der Sicht ärztlichen und wissenschaftlichen Interesses und ärztlicher und wissenschaftlicher Definition des Interesses der Patienten formuliert. Auch dies ist nicht mehr so.

Ausgehend von den Bürgerrechtsbewegungen in den USA, die auch die Entdeckung der Verbraucherinteressen nach sich zogen, versteht man unter *medical ethics* heute das, was medizinische Ethik seit dem Eid des Hippokrates teilweise tatsächlich war: ein Aspekt ärztlicher Standespolitik. Die Legitimation ärztlicher Standespolitik, die Ethik des Arzt-Patienten-Verhältnisses allein zu bestimmen, wird jedoch seit geraumer Zeit zunehmend bestritten. Ausdruck des Mitspracherechts anderer, nichtärztlicher gesellschaftlicher Gruppen ist daher der neue Begriff der *bioethics*. Mit diesem Begriff verbunden ist das politische Ziel, die moralischen Grundlagen der Medizin neu zu definieren – und zwar gesamtgesellschaftlich unter Einbeziehung der Ärzte, nicht aber allein aus ärztlicher Sicht ohne Einbeziehung der Gesamtgesellschaft.

Hinter diesem Trend stehen Verbrauchergruppen, stehen Gruppen, die die alleinige Ethik der Naturwissenschaft bezweifeln, stehen in den USA vor allem auch kirchliche Kreise, die hier eine willkommene Gelegenheit erblicken, ihre traditionellen Vorstellungen vom Wert des Lebens wieder in die Gestaltung vor allem der Bereiche menschlicher Existenz einzubringen, in denen sie ganz besondere Kompetenz beanspruchen, nämlich in der Erklärung von Leid, Schmerz und Tod.

Vor 150 Jahren hat die noch heute renommierte englische Ärztezeitschrift *Lancet* einem Editorial die beschwörende Überschrift »Medicine Independent of Theology gegeben, um davor zu warnen, die Medizin erneut den Vorstellungen der Religion unterzuordnen und somit die mühsam erreichte Unabhängigkeit von Einsprüchen der Theologen zu gefährden« (5). Man muss sich vor Augen halten, welche Widerstände jahrhundertelang seitens der Theologie gegenüber dem medizinischen Fortschritt geäußert worden waren, zuletzt in der auf die Auslegung der biblischen Lehre begründeten Ablehnung der Pockenschutzimpfung und der Einführung der schmerzfreien Geburt. Nur so kann man sich vorstellen, welche Erleichterung die Unabhängigkeit von theologischem Einspruch bei vielen fortschrittsgesinnten Ärzten erzeugt hatte und welche Besorgnisse die erneute Einbindung der Medizin in die Theologie, seinerzeit sichtbar am Missbrauch der Medizin durch protestantische Missionare in China, hervorrufen musste.

Diese Unabhängigkeit wird nun ohne jede Not wieder rückgängig gemacht. Nicht wenige medizinische Fakultäten berufen nichtärztliche Theologen auf neue Lehrstühle in medizinischer Ethik. Ich möchte nicht missverstanden werden. Die Debatte über die Fortentwicklung der Ethik in der Medizin ist sicher vonnöten.

Ebenso vonnöten ist es, dass Theologen daran teilnehmen, gemeinsam mit Soziologen, nicht-religiösen Ethikern und anderen gesellschaftlichen Gruppen mehr. Ob jedoch ein Lehrstuhl für Bioethik oder medizinische Ethik in einer medizinischen Fakultät angesiedelt sein muss, dazu möchte ich hier einige Worte sagen. Eine solche Einrichtung birgt das Risiko zumindest zweier Mißverständnisse. Erstens wird die Vorstellung befördert, bei der Suche nach Werten im Umgang mit den neuen Möglichkeiten der Medizin handele es sich um einen wissenschaftlichen Vorgang, in dem sich eine Schulmeinung herausbildet, die wie in anderen wissenschaftlichen Fächern auch von einem Lehrstuhl zu vermitteln ist. Eine solche Vorstellung ist in unserer weltanschaulich zunehmend heterogenen Gesellschaft eine Illusion. Das zweite Missverständnis könnte darin beruhen, dass es die Aufgabe eines zentralen Lehrstuhls sei, diese Dinge anzusprechen, nicht aber jedes einzelnen medizinischen Lehrstuhls, sei es nun in der Gynäkologie, der Onkologie, oder wo auch immer.

Falls es deutlich gemacht werden kann, dass die Aufgabe medizinethischer oder bioethischer Lehre in erster Linie nicht darin besteht, die Studierenden der Medizin auf einen bestimmten Wertekanon auszurichten (denn den gibt es noch nicht), sondern darin, auf die ethische Problematik vieler der von ihnen in ihrem späteren Berufsleben abverlangten Entscheidungen und Handlungen aufmerksam zu machen, dann kann eine solche Institution auch in der medizinischen Fakultät sinnvoll sein. Die mancherorts angebotenen Ringvorlesungen von Vertretern vieler Fächer erfüllen diese Funktion und zeigen zugleich auf, dass jeder Bereich der Medizin hier beteiligt sein muss. Es ist jedoch als eine Verzichterklärung ärztlicher Kompetenz anzusehen, wenn nun zunehmend Lehrstühle für medizinische Ethik oder Bioethik in medizinischen Fakultäten eingerichtet werden, und es ist eine Verzichterklärung ärztlicher Selbstbestimmung, wenn diese Lehrstühle z.B. mit nicht-ärztlichen Theologen besetzt werden, die es als ihre selbstverständliche Aufgabe ansehen, ihre persönlichen Wertmaßstäbe oder die Wertmaßstäbe der spezifischen weltanschaulichen Gruppierung, der sie angehören, als verpflichtende Leitlinien vorzutragen.

Meine Damen und Herren, alle diese Veränderungen zeigen vor allem eines: Die Medizin durchläuft zur Zeit einen tief greifenden Prozess der Umstrukturierung. Diese Umstrukturierung ist verknüpft mit einer weitgehenden Deprofessionalisierung der bislang im Zentrum der Medizin verantwortlichen Berufsgruppen, also der Ärztinnen und Ärzte.

Wenn ich hier von einer Deprofessionalisierung spreche, dann verwende ich einen außerhalb der Soziologie nur unzureichend bekannten Begriff. Dabei ist er sehr nützlich. Mit Deprofessionalisierung bezeichnet man einen komplexen gesellschaftlichen Vorgang. Mit diesem Begriff umschreiben wir die Verringerung der Entscheidungsbefugnis einer Berufsgruppe über die von ihr zu leistenden Tätigkeiten. Eng mit dieser Verringerung der Entscheidungsbefugnis verknüpft ist eine Minderung der für die Tätigkeiten der Berufsgruppe entrichteten Entlohnung.

Genau dies ist aber die Situation, in der sich die Ärzteschaft gegenwärtig befindet. Ihre Entscheidungsbefugnisse über Art und Weise vieler medizinischer Eingriffe werden zunehmend beschränkt. Ärztinnen und Ärzte sind in wachsendem Maße gezwungen, in ihrer ureigentlichen Tätigkeit, nämlich der diagnostischen, therapierenden oder vorbeugenden medizinischen Einwirkung auf Patienten oder mögliche Patienten, nichtärztliche Vorschriften zu berücksichtigen.

Mit dieser Aussage sei hier primär keine Wertung verbunden. Es mag in der Tat positive Auswirkungen auf das Gesundheitswesen haben, wenn auch medizinfremde Sichtweisen in dessen Gestaltung Eingang finden. Hervorzuheben ist jedoch, dass die Rolle des Arztes neu definiert wird. Er wird vom Gestalter zum Mitgestalter, vom Verantwortlichen zum Mitverantwortlichen herabgestuft.

Damit wird seit dem Ende des 20. Jahrhunderts eine Entwicklung beendet und in ihr Gegenteil verkehrt, die seit der Antike zwar nicht zu einer geradlinigen, aber letztlich doch stetigen Kompetenzvermehrung der Ärzteschaft geführt hatte. Spannt man den historischen Bogen von den Ärzten des griechischen Altertums, die noch im Status von Handwerkern mit ihren Klienten Behandlungsverträge abschlossen und allein von der Ergebnisbewertung jedes einzelnen Falles durch sachkundige Laien abhängig waren, zu den Ärzten in der zweiten Hälfte des 20. Jahrhunderts, dann wird der Unterschied sehr deutlich.

Die Diskrepanz liegt vor allem in der Selbstständigkeit, mit der die Ärzteschaft bis in die jüngste Zeit Entscheidungen zu treffen und Eingriffe auszuüben vermochte. Diese Selbstständigkeit jedoch ist seit geraumer Zeit Ziel mannigfacher Kritik. Selbstständigkeit bedeutet, selbst entscheiden zu können, wann, wie lange und zu welchen Kosten an einem Patienten medizinische Therapie durchgeführt wird.

Ein Beispiel für den Wandel ist die aus dem amerikanischen Umfeld seit geraumer Zeit auch nach Europa übertragene Forderung nach *shared decision making* zwischen Ärzten und Patienten. Die patriarchalische Bevormundung der Patienten durch einen Arzt fügt sich nicht in die Zeit der Verbraucherrechte. Im Auftrag des Bundesministeriums für Gesundheit hat das Deutsche Zentrum für Luft- und Raumfahrt e.V., schon aus Zeiten der früheren Bundesregierung Projektträger für Gesundheitsforschung, nun im November des Jahres 2000 eine Ausschreibung für Modellprojekte veröffentlicht, die den Patienten helfen sollen, durch eingehende Informationen über Behandlungsalternativen ihr Selbstbestimmungsrecht im medizinischen Entscheidungsprozess qualifiziert in Anspruch zu nehmen.

Ob das Projekt, wie es in der Bekanntmachung heißt, der »Förderung der medizinischen Qualitätssicherung« dient, sei zunächst dahingestellt. Ganz sicher aber ist, dass es die weitere

Deprofessionalisierung der Ärzte als Ergebnis anstrebt. Das eingeforderte Selbstbestimmungsrecht der Patienten verändert bewusst die herkömmliche Hierarchie. Partnerschaft, nicht Diktat, ist das erklärte Ziel. Nun kann man wiederum durchaus der Meinung sein, dass die stärkere Einbeziehung der Patienteninteressen in die ärztliche Entscheidungsfindung und Behandlung ein sinnvolles politisches Ziel sei. Aber dennoch muss man sich darüber im klaren sein, dass der Ausdruck »Partnerschaft« etwas Irreales ausdrückt und damit in der Wortwahl sehr viel weiter geht, als von der Sache her gerechtfertigt ist. Partner stehen immer auf der gleichen Stufe. Arzt und Patient können in entscheidenden Situationen nicht auf gleicher Stufe stehen.

Wo ist die Partnerschaft, wenn Eltern und Arzt darum ringen, ob ein schwer behindertes Kind auf Wunsch der Eltern im Mutterleib getötet oder aus ärztlicher Sicht geboren werden sollte? Wo ist die Partnerschaft, wenn angesichts eines Notfalls schnell und verantwortungsvoll gehandelt werden muss? Der Begriff der Partnerschaft erweckt die Illusion einer Gleichberechtigung, die sicherlich dort ihre Grenzen hat, wo es wirklich auf ärztliche Verantwortung ankommt.

Für den Medizinhistoriker ist das angestrebte Ziel nicht unbedingt etwas Neues. Viele Jahrhunderte lang haben die konfuzianischen Entscheidungsträger in China sich bemüht, die Professionalisierung der Ärzte so gering wie möglich und die Fähigkeit der allgemeinen Bevölkerung zur Selbstmedikation so ausgedehnt wie möglich zu gestalten. Es ist nicht auszuschließen, dass diese chinesische Politik, den ärztlichen Stand kleinzuhalten, dazu beigetragen hat, dass zum Ende des Kaiserreichs die chinesische Medizin sich in einem derart beklagenswerten Zustand befand, dass keiner der politischen Reformer ein Verlangen äußerte, sie gegen die moderne westliche Medizin zu verteidigen.

Zu bedenken ist daher, ob die fortschreitende Entmündigung der Ärzte statt der angestrebten Qualitätssicherung nicht vielleicht eher einen Qualitätsverlust der medizinischen Versorgung nach sich ziehen könnte. Es ist ja keineswegs ausgemacht, dass der Wille, Höchstleistungen zu erzielen und Verantwortung für das Leben anderer, fremder Menschen zu übernehmen, auch bei einer Berufsgruppe zu finden ist, die dafür weder mit einem besonderen Ansehen, also immateriell, noch mit besonderer Vergütung, also materiell, entlohnt wird. Wir wissen es nicht.

Was jedoch bereits absehbar ist, ist eine Entwicklung, die solche Überlegungen vielleicht weitgehend gegenstandslos macht. Wie es nämlich aussieht, wird zwar auch in Zukunft das Gelingen einer komplizierten Operation von dem Können und dem außergewöhnlichen Einsatz eines hochspezialisierten Teams um hochmotivierte Ärzte abhängen. Und ein Krankenhaus, das solche Dienstleistungen anbietet, wird die entsprechenden Spezialisten mit entsprechend hohen Gehältern entlohnen müssen, wie eben die Industrie ihre Top-Manager auch.

Weite Bereiche des Medizinbetriebs werden jedoch auf einer sehr viel anspruchsloseren Ebene mit sehr viel anspruchsloseren Gehältern betrieben werden – und dies sicherlich auch zur Zufriedenheit der Patienten.

Die zunehmende Bezeichnung dieser Patienten als Kunden weist die Richtung: Ein Großteil der Ärzte wird nolens volens Dienstleister einer Industrie sein, die ihre Produkte gewinnbringend an die Käuferschaft verkaufen möchte. In dieser Industrie jedoch, und das ist das Entscheidende, spielen ureigenste ärztliche Überlegungen nur noch eine punktuelle Bedeutung. Ärztliche Kompetenz wird auf ganz bestimmte Dienstleistungen eingeschränkt und die Art und Weise dieser Dienstleistungen, die Kostenstrukturen und die Institutionen dieser Dienstleistungen, ja selbst – wie ich eingangs ausgeführt hatte – das ethische Umfeld dieser Dienstleistungen – all dies wird kaum noch von Ärzten selbst im Sinne ärztlicher Gruppeninteressen beeinflussbar sein.

In seiner Studie »Zur Situation der Krankenhausärzte in Deutschland« konstatierte Günther Jonitz vor geraumer Zeit: »Externe Unternehmensberater berechnen die Zeit, die dem Krankenhausarzt für einen Patienten pro Tag zur Verfügung stehen soll, mit ein bis zwei Minuten. Braucht der Arzt bei der Visite länger, arbeitet er unwirtschaftlich und hat sich die anfallenden Überstunden selbst zuzuschreiben.« (6) Wie viele andere Beobachter auch konstatierte Jonitz: »Der Primat der Ökonomie beginnt sich auf die Humanität in der Patientenversorgung auszuwirken«. (7) Das ist milde ausgedrückt.

Mit weit drastischeren Worten beschrieb bereits 1995 ein amerikanischer Arzt die Lage in den USA im *New England Journal of Medicine:* »Die Rolle der Ärzte hat sich grundlegend gewandelt. Sie werden von Managern unterwiesen und sind nicht länger Anwälte der Patienten. Stattdessen stehen sie in Diensten von Versicherungen. ... Der Schwerpunkt liegt auf Effizienz, Gewinnmaximierung, Kundenzufriedenheit, Zahlungsfähigkeit, Planung, Unternehmertum und Wettbewerb. Die Ideologie der Medizin wird ersetzt durch die Ideologie des Marktes. ... In dem Maße, in dem die Medizin zum Kapitalunternehmen wird, verdrängt die Geschäftsethik die medizinische Ethik.« (8) Das mag aus deutscher Sicht überspitzt sein, aber ganz abzustreiten ist ein Wandel in diese Richtung nicht.

Die Schwierigkeiten, sich mit diesem Wandel abzufinden, die Schwierigkeiten, sich in einem Wandel zu behaupten, dessen Tendenz die wenigsten angesichts der täglichen Detailarbeit zu erkennen vermögen, diese Schwierigkeiten sind die wesentliche Ursache für die Unruhen in der Ärzteschaft der jüngsten Vergangenheit. Es ist eine Illusion zu erwarten, dass die Politik gewillt sein könnte, ärztliche Gruppeninteressen zu verteidigen. Nur die klarsichtige Analyse erstens der Richtung, die die Entwicklung nimmt, zweitens die Festlegung der Ziele, die die Ärzteschaft in dieser Entwicklung verfolgen möchte, und schließlich die Kenntnis der Grenzen, die der Verfolgung ihrer Interessen realistischerweise gesetzt sind, sichern der zukünftigen Standespolitik eine gewisse Durchschlagskraft und damit einen Erfolg.

Eine der Fragen, die sich in diesem Zusammenhang nicht nur dem Historiker stellen sollten, lautet, welche Faktoren im fachlichen und politischen Umfeld die Richtung der Entwicklung bestimmen. Eine zweite Frage lautet, welche Faktoren von einer Berufsgruppe – in diesem Fall der Ärzteschaft – aus gesehen beeinflussbar sind und welche von übergeordneten Strukturveränderungen abhängen und daher nicht beeinflussbar sind.

Bei der Suche nach diesen Faktoren zeigt sich, dass sich die Eigenart der Medizin grundlegend geändert hat. An vorderster Stelle sind drei Dimensionen dieser Änderungen zu nennen.

1. Der Einzug der Technik in Diagnose und Therapie und damit der Einzug ökonomischer Zwänge von Investition und Amortisation, die von einzelnen Ärztinnen und Ärzten nicht außer Acht gelassen werden können.

2. Die Organisation der Medizin als Teil eines staatlich garantierten und großenteils in Krankenhäusern realisierten Gesundheitswesens, dessen Unterhalt die Möglichkeiten einzelner Ärztinnen und Ärzte weit übersteigt und damit nichtmedizinische Investoren und deren Mitspracherecht in die Praxis der Medizin einbringt.

3. Die Dynamik der Wisssensbildung. Die höchste Stufe der Verselbstständigung nehmen solche Berufsgruppen ein, die sich ihr Wissen selbst schaffen und die das ausschließliche Recht auf die Interpretation und Anwendung dieses Wissens beanspruchen können. In der heutigen und mehr noch in der zukünftigen Medizin ist diese Stufe nicht mehr erreichbar – mit weitreichenden Folgen der Abhängigkeit.

Der Arzt läuft Gefahr, in wichtigen Bereichen lediglich der Anwender von Wissen und Techniken zu sein, die andere für ihn zur Verfügung stellen. Wenn das zentrale medizinische Wissen in Zukunft – und diese Tendenz ist mittlerweile überdeutlich – nicht mehr von Ärztinnen und Ärzten geschaffen wird, die sich zwischen Forschung und Klinik aufreiben müssen, sondern von Molekularbiologen und anderen biologischen Fachwissenschaftlern, die sich allein auf die Forschung konzentrieren können, dann wird dies erhebliche Auswirkungen sowohl auf die Prioritäten in der Wissensdynamik, als auch auf die »Wertschätzung« der klinisch tätigen Ärztinnen und Ärzte haben.

Aber auch diejenigen Ärztinnen und Ärzte, die selbst noch klinisch forschen, können solche Forschungen zunehmend nicht mehr selbstbestimmt durchführen – werden von Triebfedern zu Getriebenen. Ich darf aus der Oktober-2000-Ausgabe des Arzneimittelbriefs zitieren: »Medizinische Forschung ist ohne die pharmazeutische Industrie heute nicht mehr denkbar. Mehr als die Hälfte aller Gelder, die in Deutschland für die medizinische Forschung aufgewendet werden, stammen aus der Industrie. Diese Mittel werden von den Firmen nicht aus philanthropischen Motiven ausgegeben; es handelt sich um unternehmerische Investitionen, die sich auszahlen müssen. Entsprechend groß ist der Erfolgsdruck, dem alle Beteiligten ausgesetzt sind. Die beteiligten, klinisch tätigen Ärzte ... bewegen sich in einem Spannungsfeld zwischen Verantwortung für ihre Patienten, ... den eigenen Karriereinteressen und den ... Erwartungen der Geldgeber. Immer häufiger werden Fälle bekannt, dass Ärzte diesem Druck nicht standhalten und Daten fälschen.« (9)

Es sei allen Einzelpersonen gegönnt, die aus dieser Entwicklung einen nicht geringen Nutzen ziehen. Aber die lukrativen Beraterentgelte und Patentbeteiligungen, die Zuweisungen von Aktien und die weltweiten Einladungen zu großzügig gesponserten Symposien sind aus der Sicht des Historikers auch das

Entgelt, das die Ärzteschaft für die Aufgabe ihrer Unabhängigkeit entgegennimmt.

Die Zeichen der Zeit sind eindeutig. Zuletzt in der Klage der US-Firma Immune Response Corporation gegen Ärzte, die die Daten einer von dieser Firma finanzierten Studie eines Impfstoffs gegen HIV nach Abschluss der Testreihe publiziert hatten. Der Impfstoff hatte sich als unwirksam herausgestellt; der Hersteller hatte versucht, die Veröffentlichung der Studie zu unterbinden. Die beteiligten Ärzte sehen sich nun mit einer Schadensersatzforderung von 7 – 10 Millionen Dollar konfrontiert. Das mag in dieser Größenordnung ein erster Einzelfall sein, der deshalb auch Schlagzeilen macht. Die Verfangenheit klinischer Forschung im Interessengegensatz des industriellen und des ärztlichen Ethos ist schon längst eine unspektakuläre Gegebenheit.

Nicht nur die Schaffung von Wissen verlagert sich aus der Verfügungsgewalt der Ärzte, auch der Zugriff auf medizinisches Wissen. In den USA schauen schon heute mehr als zwei Drittel aller Patienten ins Internet, um sich die neuesten Kenntnisse und therapeutischen Möglichkeiten zu »ihrer« Krankheit anzueignen. Es ist durchaus möglich, dass sie in »ihrer« spezifischen Problematik sogar einen Wissensvorsprung vor dem Arzt erreichen, der ein notwendigerweise breiter gefächertes Wissen auf herkömmliche Art und Weise erworben hat und aktualisiert. Der Arzt aber, dem man Wissenslücken nachweisen kann, ist nicht mehr der Halbgott in Weiß, sondern bestenfalls ein unumgänglicher Gesprächspartner und Durchgangsdienstleister auf dem Wege zu einer akzeptablen Therapie. Was dabei akzeptabel ist, das entscheidet nicht der Arzt allein.

Es ist kein Zufall, dass diese Entwicklung von einem großen in Frankfurt ansässigen Pharmaunternehmen als eine positive Entwicklung dargestellt wird. So frohlockte ein Public Relations Manager dieser Firma in einem Beitrag zu den Millenniumstagen 2000 in Kassel »Die Zukunft der Gesundheit«: »Vor uns liegt die große Chance einer Repersonalisierung der Medizin. Je besser die Welt vernetzt ist, desto mehr verliert medizinisches Wissen den Charakter von Herrschaftswissen. Immer mehr Patienten wissen besser über ihre Krankheit Bescheid als ihr Arzt. Im Internet finden sie leicht professionelle und qualitativ hervorragende Medizin-Webseiten.« (10)

In die Aussage, dass die Patienten im Internet »leicht qualitativ hervorragende Webseiten« finden, hat sicherlich der Wunsch stärker als die Wirklichkeit Eingang gefunden. Mancher Vertreter linker Weltanschauung mag sich jedoch die Augen reiben, plötzlich einen Manager eines kapitalistischen Wirtschaftsunternehmens als Verbündeten in der Beseitigung von »Herrschaftswissen« zu finden!

Tatsächlich treffen sich hier die Interessen linker und industrieller Zielvorstellungen. Die pharmazeutische Industrie ist sich wohl bewusst, dass die Expertise der Ärzte unumgänglich ist. Sie weiß jedoch auch, dass es für die Vermarktung nicht nur all der neuen Wellness- und Lifestyle-Pharmaprodukte sondern auch für herkömmliche Medikamente förderlich ist, den Patienten als Konsumenten selbst entscheiden zu lassen – ohne dass Arzt und Apotheker als manchmal unbequeme Kontrollinstanz zwischen Hersteller und Verbraucher stehen. Das Internet bietet die Möglichkeit, beide Berufsgruppen in die Schranken zu weisen.

Der in diesem Zusammenhang von dem Pharma-Public-Relations-Manager verwendete Begriff einer »Repersonalisierung der Medizin« ist eine, wie ich meine, infame Wortwahl. Infam deshalb, weil er unterstellt, die Medizin, also die gesamte Medizin, sei in der Vergangenheit »entpersonalisiert« – soll heißen, nicht auf das kranke Individuum ausgerichtet gewesen. Dies ist eine Aussage, die all den unzähligen Ärzten bitter in den Ohren klingen müsste, die stets das Wohl jedes einzelnen ihrer Patienten in den Vordergrund ihrer Bemühungen gestellt haben.

Auch die Entwicklung medizinisch-technischer Geräte durch eine spezialisierte Industrie und die Ausbildung von Ärzten an diesen Geräten im Rahmen von Einführungsveranstaltungen durch diese Industrie hat nachhaltige Abhängigkeiten zur Folge. Letztlich bestimmt – auch ohne Zutun der Kassen – nicht mehr der einzelne Kliniker über die Honorare, die er verlangt, und somit über die Einkünfte, die er erzielt. Der Kliniker ist gezwungen, Geräte anzuschaffen und zu amortisieren, die andere für ihn entwickelt haben. Durch die Preise, die die Industrie für diese Geräte verlangen kann, bestimmt sie die Kosten der Therapie und damit auch die Einkünfte des einzelnen Klinikers.

Wenden wir uns von den Eigenarten der Medizin, bzw. des modernen medizinischen Wissens, ab und betrachten wir einen zweiten grundsätzlichen Faktor, der die eingangs beschriebene Deprofessionalisierung zumindest begünstigt, wenn nicht befördert: ist die Institution der gesetzlichen Krankenkassen.

Die usprüngliche Aufgabe der gesetzlichen Krankenkassen war recht simpel: Mittler zu sein zwischen den berechtigten ökonomischen Ansprüchen der Ärztinnen und Ärzte einerseits und solchen Patienten, die im Krankheits- oder Notfall nicht über ausreichende Mittel verfügten, eine erforderliche Therapie zu finanzieren, andererseits. Von dieser ursprünglichen Mittlerfunktion haben sich die Kassen im Laufe eines Jahrhunderts weit entfernt.

Die Kassen sind zu eigenständigen Wirtschaftsunternehmen herangewachsen und nehmen zunehmend auch selbst Einfluss auf die Gestaltung des Gesundheitswesens und die fachliche Berufsausübung der Ärzte. Dieser Einfluss ist jedoch, dieses Eindrucks kann man sich schwer erwehren, nicht immer von medizinischen Erwägungen geprägt. Die gesetzlichen Krankenkassen agieren zunehmend wie andere Produzenten auch. Sie betreiben Werbung und wünschen ihr Geschäfts- und Umsatzvolumen zu vergrößern. Sie nutzen die üblichen Formen der

Selbstdarstellung und sind in ihren modernen und kostenintensiven Glaspalästen nicht von anderen Industriezentralen zu unterscheiden.

All dies hat nur noch bedingt etwas mit der ursprünglichen Mittlerfunktion zu tun und wirkt sich direkt auf die Realitäten der Medizin aus. Die gesetzlichen Krankenkassen besitzen heute ausreichend Macht, um Klinikern Vorschriften zu ihrer therapeutischen Tätigkeit zu machen. Die Geldmittel, die die Krankenkassen zu ihrer eigenen Selbstdarstellung, Werbung und Mitarbeiterentlohnung aufwenden, gehen zu Lasten der Ärztinnen und Ärzte.

Der Umstand, dass die Hinweise auf vielfältigen Abrechnungsmissbrauch nicht nur mehr von außen, also von Nicht-Ärzten, stammen, sondern auch von Ärzten selbst angeprangert werden, deutet an, dass es sich hier um Tatsachen, nicht um unbegründete Unterstellungen handelt. Dies gibt den Krankenkassen die Mittel an die Hand, von ihrer eigenen Rolle in der Verwendung der Gelder abzulenken und den Schwarzen Peter medienwirksam an die Ärzteschaft weiterzureichen.

Und hier ist abschließend noch ein weiterer Faktor zu nennen, der die genannten Tendenzen befördert. Dieser Faktor ist die Zusammensetzung der Ärzteschaft selbst. Die schiere Anzahl ist der eine Grund für die gesteigerte Konkurrenz um den Gesamtbetrag, den die Gesellschaft für die Therapie ihrer Krankheiten auszugeben bereit ist. Es ist kein Geheimnis, dass immer höhere Erwartungen an freie Leistungen im Gesundheitssystem durch eine immer größere Anzahl von Ärztinnen und Ärzten notwendigerweise dazu führen mussten, dass die Vergütung, die rein rechnerisch den einzelnen Therapeuten zugewiesen werden kann, immer schmäler geworden ist. Aber das ist nur ein Teil der Wahrheit.

Nicht so sehr die einzelnen Ärzte und Ärztinnen treten als Konkurrenten auf; einzelne Ärztegruppen, etwa die Krankenhausärzte versus die niedergelassenen Ärzte, verfolgen unterschiedliche Strategien mit unterschiedlichen ökonomischen Ergebnissen. Und auch manche Schritte der Kassenärztlichen Vereinigungen haben Zweifel aufkommen lassen, ob deren Verwaltungsspitzen ihre Interessen als Verbündete der Kassenärzte oder als Sachwalter eigener Ziele definieren. Das heißt aber, die »eine« Ärzteschaft gibt es nicht mehr. Die Ärzteschaft ist dividierbar, ein Umstand, der erhebliche politische Nachteile birgt.

Doch auch diese Aussage gilt es zu relativieren. Die Entwicklung der Gesellschaft insgesamt setzt sich auch in der Entwicklung der Ärzteschaft fort. Wenn die Mitglieder einer Gesellschaft insgesamt eine immer geringere Hemmschwelle besitzen, ein System in erster Linie für das persönliche Wohlergehen ohne Rücksicht auf die Allgemeinheit und die allgemeine Funktionsfähigkeit des Systems auszunutzen, dann darf man sich nicht wundern, dass sich diese Tendenz auch im medizinischen Bereich fortsetzt und dass sich auch ein Teil der Ärzteschaft in solcher Weise verhält.

Wenn nach außen hin der Eindruck Platz greift, dass die ärztliche Standespolitik hier nur abwiegelnd aber nicht aufdeckend tätig ist, dann darf man nicht überrascht sein, wenn der politische Wille, dieser Berufsgruppe insgesamt ein Höchstmaß an Entscheidungsbefugnis zuzugestehen, nachhaltig nachlässt. Es gibt nicht wenige, die mit dem gegenwärtigen System sehr gut fahren und kein Interesse an einer Rückbesinnung haben, aber ob diese für die Masse der in freier Praxis tätigen Ärzte repräsentativ sind und im besten Sinne der Patienten und des langfristigen Status ihrer Berufsgruppe handeln, ist zu bezweifeln.

Kehren wir zum Abschluss zurück zu Sun Simiao, jenem Arzt der chinesischen Tang-Dynastie, der sich in seiner Pflichtenlehre an die »herausragenden Ärzte« seiner Zeit wandte. Sun Simiao wurde in China seit dem 13. Jahrhundert als Gott verehrt und als solcher bis in unsere jüngste Gegenwart immer wieder gebeten, auf die Erde zurückzukehren und hier helfend einzugreifen.

Was würde er wohl sagen, wenn wir uns bemühten, ihn zur Abwechslung einmal bei uns erscheinen zu lassen? Ich denke, er würde wohl erneut eine Pflichtenlehre abfassen und sich damit wiederum an alle diejenigen Kollegen richten, die ungeachtet der gewandelten Strukturen die Bereitschaft besitzen und nach Wegen suchen, sich auf ureigenste ärztliche Verantwortungen und Kompetenzen zu konzentrieren und vor diesem Hintergrund selbstbestimmt zum Wohle ihrer Patienten zu agieren – ohne die kostbarsten Gemälde an den Wänden und die exotischen Delikatessen auf den Tellern zum hervorstechenden Maßstab ihres Handelns zu machen.

Dazu ist es unumgänglich, dass die, wie Sun Simiao sie nannte, »herausragenden Ärzte« selbst die Schwerpunkte in der Vorbeugung und Therapie setzen. Dazu ist es unumgänglich, dass sie die Patienten überzeugen, dass sie, die Ärzte, deren natürliche und kompetente Verbündete sind. Es liegt ja nicht ohne weiteres auf der Hand, dass ausgerechnet ein Zentrum für Luft- und Raumfahrt e.V. als Projektträger des Gesundheitsministeriums Vorschläge für die Entwicklung des Gesundheitswesens unterbreitet. Noch ist der Arzt kein Fremdling in der Medizin. Es sollte ein vorrangiges Ziel ärztlicher Standespolitik sein, nachdrücklich die Initiative zu ergreifen und zu verhindern, dass ein solches Szenario Wirklichkeit wird.

Literatur

1 Unschuld PU (1975) Medizin und Ethik. Sozialkonflikte im China der Kaiserzeit. Wiesbaden, p 16
2 ebenda, p 22
3 tz München, 18.11.1992, #292/51, p1
4 Abendzeitung München, 30.05.1994, #122/22, p 3

5 Anonymus (1855) The Lancet I: 44–45

6 Jonitz G (1998) Zur Situation der Krankenhausärzte in Deutschland. Z Med Ethik 44: 223

7 Jonitz G (1998) Zur Situation der Krankenhausärzte in Deutschland. Z Med Ethik 44: 224

8 Annas GJ (1995) Reframing the debate on Health Care Reform by replacing our metaphors. New Engl J Med 332: 745. Siehe auch: Kassirer JP (1995) Managed Care and the morality of the marketplace. New Engl J Med 333: 50–52

9 Anonymus (2000) Arzneimittelbrief 34: 79a

10 Pietzsch J, Aventis Pharma AG Frankfurt (2000) Sieben Thesen zum Thema »Gen-Future«. In: Millennium-Tage-Kassel (eds) Die Zukunft der Gesundheit. (Reader zur gleichnamigen Konferenz am 19/20. Oktober 2000). Kassel, p 3

Neue gesundheitspolitische Rahmenbedingungen sind sicher: Führen sie zu einer Medizin ohne Ethik?

Diese Frage entspricht einer weit verbreiteten Verunsicherung und ist nicht einmal überspitzt formuliert. Der Philosoph Otfried Höffe hat kürzlich bei Suhrkamp ein in vieler Hinsicht lesenswertes Buch *Medizin ohne Ethik?* publiziert (1). Er weist zurecht darauf hin, dass »die neuen biomedizinischen Möglichkeiten« mit den herkömmlichen ethischen Maßstäben nicht mehr korrelieren, und es bleibt offen, welche Ethik sich für den Umgang der Menschen mit diesen neuen biomedizinischen Möglichkeiten entwickeln wird (1).

Doch dies ist nicht die Problematik, der wir uns hier und heute widmen möchten. Uns geht es hier und heute um die Frage, ob die ganz normale Arzt-Patienten-Beziehung in der alltäglichen Ausübung von Diagnose und Therapie in der Praxis des niedergelassenen Arztes oder auf der Station des Krankenhauses noch von einer herkömmlichen medizinischen Ethik bestimmt werden kann, wenn die gesundheitspolitischen Rahmenbedingungen, die gegenwärtig diskutiert werden oder gar schon beschlossene Sache sind, in den Alltag der Medizin Eingang gefunden haben. Daran sind erhebliche Zweifel angemessen.

Man möchte ja die eingangs gestellte Frage mit einem klaren »Nein« beantworten. Ein klares »Nein« aus dem Grunde, weil der ethische Theoretiker die Auffassung vertreten muss, dass jeder, der Medizin praktiziert, auch unter den unwürdigsten Umständen verpflichtet ist, seiner medizinischen Praxis das höchstmögliche Maß an ethischer Verantwortung zugrunde zu legen. Eine Medizin ohne Ethik, so möchte man meinen, kann es daher nicht geben. Wo Medizin ohne Ethik praktiziert wird, verdient sie nicht mehr die Bezeichnung »Medizin«, sondern ist gegebenenfalls ein strafbares Verhalten.

Aber die herkömmliche medizinische Ethik ist auf mehreren Ebenen angesiedelt. Da ist die explizite Ethik, die in den Gesetzen fixiert ist und der zuwiderzuhandeln einen möglicherweise straffällig macht. An ihr ist nicht zu rütteln. Da ist aber auch die unausgesprochene Ethik, die viele Bereiche der ärztlichen Praxis regiert. Formulieren wir die Frage daher ein wenig anders. Ist es möglich, dass die zu erwartenden gesundheitspolitischen Rahmenbedingungen in wesentlichen Bereichen der Arzt-Patienten-Beziehung die bislang übliche ärztliche Ethik obsolet und unpraktikabel erscheinen lassen und stattdessen ganz neue, bislang mit der ärztlichen Ethik nicht zu vereinbarende Verhaltensweisen nach sich ziehen – ja gleichsam erzwingen?

Die Selbstverpflichtung der Ärzte zu bisher als sinnvoll erachtetem ethischem Verhalten wird, so hat es den Anschein, unter den gegenwärtigen oder denkbaren zukünftigen gesundheitspolitischen Rahmenbedingungen von den medizinisch Handelnden ein solches Maß an Aufopferung verlangen, dass sie, die medizinisch Handelnden, irgendwann einmal sagen: hier steht das Ausmaß an Verantwortung, hier steht die Pflicht, auf herkömmliche Weise ethisch zu handeln, in keinem Verhältnis mehr zu der Anerkennung, die die Gesellschaft für dieses Handeln zu verleihen gewillt ist.

Die Anerkennung, die die Gesellschaft den Ärzten verleiht, kann in gewissem Maße immateriell sein – wer wollte sich nicht zuweilen in dem guten Image sonnen, das den Ärzten nach wie vor in weiten Kreisen der Gesellschaft anhaftet?! Aber diese Hochachtung ist, ich sagte es, eine immaterielle Form der Anerkennung. Dafür kann man sich im wahren Sinne des Wortes nichts kaufen. Was nützt es dem Hausarzt, wenn er ein schönes Image in den Umfragen bescheinigt erhält, aber für einen Hausbesuch

zur Nachtzeit gerade einmal 9 Euro berechnen darf? Den Hausbesuch sollte und muss er durchführen, wenn seine ärztliche
Pflicht es verlangt. Aber in welchem Maße sind Ärzte noch fähig
und gewillt, herkömmliche ethische Maßstäbe an ihr Bemühen
zu legen, z. B., um mit Höffe zu sprechen, »Verständnis und Ein-
fühlungsvermögen, Gesprächsbereitschaft und Geduld, die
Fähigkeit zuzuhören und Mut zu machen«, abgesehen von der
»Verpflichtung, die übernommene Aufgabe gewissenhaft zu
erfüllen und deshalb sein Handwerk zu beherrschen und es sorg-
fältig auszuüben« (2), wenn die materielle Anerkennung unzu-
mutbar erscheint?

Hier gilt es einen wichtigen Aspekt dieser Problematik anzusprechen, das ist die Heterogenität der Ärzteschaft. Es ist ja keineswegs so, dass alle Ärztinnen und Ärzte gleichermaßen negativ von den gegenwärtigen oder zu erwartenden gesundheitspolitischen Rahmenbedingungen berührt würden. Es gibt die
Verlierer und die Noch-nicht-Verlierer.

Diejenigen Politiker und Journalisten, die die bestehenden Rahmenbedingungen rechtfertigen und die materielle Vergütung der
Ärzte für ausreichend halten, verweisen auf die Noch-nicht-Verlierer. Die Noch-nicht-Verlierer unter den Ärzten wiederum
sehen im Grunde keinen Anlass, die Dinge zu verändern oder
gar auf die Barrikaden zu steigen – es geht ihnen ja gut. Warum
also an den gegenwärtigen Strukturen rütteln? So lange innerhalb der Ärzteschaft derartige Gruppierungen der Verlierer und
Noch-nicht-Verlierer unterschieden werden können, so lange
können diese Gruppierungen auch gegeneinander ausgespielt
werden. Das ist eine Binsenweisheit; das wissen Sie alle selbst.

Wenn man folglich von den Noch-nicht-Verlierern keine Solidarität mit den Verlierern erwarten kann, so sollten sich diejenigen Ärzte, die gesundheitspolitisch langfristiger denken, doch
eines vor Augen halten. Diejenigen, die heute noch durch die
Rahmenbedingungen getragen auf der Höhe der Woge schwim-

men, können schon morgen eine ebenso harte wie schmerzhafte Landung erfahren, wenn ihre Woge sich am Strand der geänderten Realitäten bricht. Denn eines ist sicher. Die Entwicklung bleibt nie stehen. Gesicherte Verhältnisse gibt es nicht. Wer glaubt, seine heutige Situation sei fest und ehern auf immerdar, der mag sich irren.

Tatsache ist, dass die Medizin durch mehrere Faktoren in noch ärgere Bedrängnis kommen wird. Machen wir uns nichts vor. Die politische Gesamtstimmung in unserem Lande, die die gegenwärtige Bundesregierung ungeachtet einer zweifelhaften Bilanz in wichtigen Bereichen des politischen Alltagsgeschäfts wieder an die Macht gebracht hat, nützt auch denen, denen die letzten so genannten »freien Berufe«, früher auch Standesberufe genannt, und dazu zählt ja auch der Arztberuf, ein Dorn im Auge und Ziel umfassender gesellschaftlicher Umstrukturierungen sind. Auf diesen Punkt werde ich in wenigen Minuten noch einmal zurückkommen.

Ein zentraler Faktor, der die Mediziner und damit die Praxis der Medizin in Bedrängnis bringt, sind die Gesetze des Marktes. Die Gesetze des Marktes haben die Medizin in vollem Umfang erfasst. Die Berliner Ärztin und Medizinjournalistin Dr. Antje Müller-Schubert hat ihrer Umfrage zur Auswirkung der »Ökonomisierung des Arztberufs« auf niedergelassene und im Krankenhaus tätige Ärzte ein Zitat eines von ihr interviewten ärztlichen Direktors vorangestellt. Dieses Zitat fasst die neue Lage ebenso knapp wie präzise zusammen: »Vergessen Sie alle Humanität, es geht nur noch um Wirtschaftlichkeit« (3).

Angebot und Nachfrage regeln den Preis, aber nicht nur das. Clevere Marketingberater haben vielen Ärzten nahegelegt, die Menschen, die zu ihnen kommen, nicht mehr als Patienten zu betrachten, sondern als Kunden. Der Arzt ist der Anbieter, der Arzt ist der Dienstleister. Der Kranke oder noch Gesunde ist der Konsument, ist der Kunde.

Auf dieses Spiel haben sich nicht wenige eingelassen. Es ist kein von außen, von den gesundheitspolitischen Rahmenbedingungen aufgezwungenes Spiel; es ist eine freiwillige Entscheidung. Wer den Patienten nicht mehr, wie dieses Wort auch demjenigen noch sagen sollte, der auf die Erwerbung lateinischer Sprachkenntnisse verzichtet hat oder verzichten musste, als »Leidenden« ansieht, dem es neben aller fachlicher Kompetenz auch ein gewisses Mitgefühl entgegenzubringen gilt, wer den Patienten, der in der Regel nicht aus Tollerei und Zeitvertreib zum Arzt geht, nur noch als Kunden sieht, dem man, wie in jedem anderen Geschäft auch, möglichst viele Dinge und darunter auch viele, die er gar nicht braucht, zum gefälligen Konsum mitgibt, der hat sich auf eine schiefe Ebene begeben, auf der man leicht ausrutscht und seine ethischen Verpflichtungen nicht mehr im Auge behalten kann. Die Tatsache, dass Ärzte, die einen Patienten – oder sollten wir sagen: Kunden – an einen Facharzt überweisen, immer häufiger von diesem eine Provision in bar erwarten, ist ein Beispiel dafür, wie verlockend diese schiefe Ebene ist.

Die Identifizierung des Patienten als Kunden ist gleichermaßen der erste Schritt in die kommerzielle Ausbeutung des Rat und Hilfe Suchenden. Die Sicht auf den Patienten als Kunden bedeutet nichts anderes als die Ausnutzung der gegenwärtigen Situation des Rat und Hilfe Suchenden, um ihm möglichst viel anbieten und verkaufen zu können. Die psychologische Hemmschwelle, auf solche Weise mit einem Leidenden, mit einem Kranken zu verfahren, das haben die Marketingberater gut erkannt, wird dann wesentlich verringert, wenn nicht völlig abgebaut, wenn man statt von einem Patienten von einem Kunden spricht. Das mag in der Folge den Umsatz des einen oder anderen Anbieters ärztlicher Dienstleistungen erhöhen, ist aber ganz sicherlich für das Gesamtbild schädlich – und gibt denjenigen Argumente an die Hand, die den Arztberuf nur noch als ökonomische Instanz sehen und als solche in ihr politisches Kalkül einbeziehen.

Eine Konsequenz ist jedenfalls schon am Horizont sichtbar: die Einführung der Gewerbesteuer für die Ärzte. Da darf man sich nicht wundern. Wer Kunden betreut, setzt sich auf eine Ebene mit anderen Gewerbetreibenden. Diese Gleichsetzung hatte die Ärzteschaft in den Jahrzehnten zum Ausgang des 19. Jahrhunderts schon einmal ertragen müssen. Nicht ganz ohne Eigenverschulden gerät sie möglicherweise nun wieder in dieselbe Situation.

Und schon erobert eine weitere Konsequenz die Gemüter. Bislang war es der Arzt, der dem Patienten mehrere Optionen einer möglichen Behandlung darlegte und dann, nach einem *informed consent* das eine oder andere anwandte. Nun hat der neuseeländische Bioethiker Darryl Macer den Spieß umgedreht: Der Kunde hat den Überblick. Er trifft eine *informed choice* – wie im Supermarkt (4). Dem Arzt bleibt nur die Rolle des Ausführenden, des Dienstleistenden. Schöne, neue Welt, zu der auch die bundesdeutsche Gesundheitsministerin beiträgt, wenn sie die Patienten auffordert, »ihre Krankheit in die eigenen Hände zu nehmen«.

Ich habe diesen Nebenschauplatz gegenwärtiger Veränderungen im Gesundheitswesen angesprochen, um auf eines aufmerksam zu machen. Die Probleme, mit denen sich die Ärzteschaft als ganzes und manche Gruppen innerhalb der Ärzteschaft konfrontiert sehen, sind nicht alle von außen aufgedrängt. Sie sind zum Teil auch hausgemacht. Für diesen hausgemachten Teil könnte ich weitere Beispiele anführen. Diese Beispiele verdeutlichen vor allem eines: sie verdeutlichen eine mangelnde Nachdenklichkeit eines Teils, ja man darf wohl sogar sagen: eines Großteils der Ärzteschaft hinsichtlich der Folgen ihres peripheren Handelns.

Ich meine mit peripherem Handeln solche Aktivitäten, die im Umfeld der eigentlichen ärztlichen klinischen, präventiven oder beratenden Tätigkeit angesiedelt sind aber dennoch einen Ein-

fluss auf die Patienten oder sogar auf die weitere Öffentlichkeit
haben.

Solches periphere Handeln hat man in früheren Zeiten auch die
ärztliche Etikette genannt. Es gab immer wieder Ratschläge von
erfahrenen Ärzten an die jüngeren Kollegen, wie man sich klei-
det, wie man auf eine Einladung in das Haus eines wohlhaben-
den Kranken reagiert, ob man das größte Auto fahren sollte, um
den Erfolg des guten Arztes zu signalisieren, oder das kleinste,
um die Selbstlosigkeit zu demonstrieren, oder ein mittelgroßes,
um möglichst wenig aufzufallen. Ob man seine monetären Über-
schüsse in sichtbarem Luxus oder in unsichtbaren Immobilien
anlegen sollte – all dies ist ärztliche Etikette oder peripheres
Handeln, das das Bild und die Glaubwürdigkeit der Ärzteschaft
in mindestens ebensolcher Weise prägt, wie der eigentliche zentrale Aspekt ärztlichen Handelns, nämlich die therapeutische
Tätigkeit am Patienten.

Wenn mangelnde Nachdenklichkeit eines Teils der Ärzteschaft
diese Etikette nicht beachtet, oder mangels einer Kenntnis der
Bedeutung solchen peripheren Handelns gar nicht beachten
kann, dann darf man sich nicht wundern, dass diejenigen Veränderungen im ärztlichen Umfeld, die als die tieferen Ursachen der
zunehmenden Marginalisierung der Ärzteschaft in der Gesundheitspolitik anzusehen sind, erst recht nicht erkannt oder bedacht
werden.

Zeichnen wir doch einmal ein Idealbild der beruflichen Situati-
on des Arztes und vergleichen wir mit diesem Idealbild dann die
vergangene, die gegenwärtige und die zukünftige Realität. Das
Idealbild ist das eines Standesberufs, der diese Bezeichnung auch
verdient. Einen Standesberuf auszuüben heißt, seine berufliche
Tätigkeit selbstständig auszuüben. Und wie wollen wir diese
Selbstständigkeit in der Berufsausübung erkennen? An drei
Parametern.

Die vollkommen selbstständige Berufsausübung bedeutet nämlich dreierlei:
- Erstens, man schafft selbstständig das Wissen, auf dem die
  Berufsausübung gründet.
- Zweitens, man bestimmt eigenverantwortlich, wann und in
  welchem Umfang dieses Wissen zur Anwendung gelangt.
- Drittens, man braucht sich von niemandem dreinreden zu lassen, wenn es um die Höhe der Vergütung geht, die man für
  die eigenverantwortliche Anwendung des Wissens ansetzt,
  das man selbst geschaffen hat.
Das ist das Idealbild eines Standesberufs.

Und nun wollen wir dieses Idealbild mit der gegenwärtigen Wirklichkeit ärztlicher Berufsausübung vergleichen.

Stellen Sie sich, ausgehend von den genannten drei Fragen, die
folgenden drei Fragen:
- Erstens, wer schafft heutzutage das Wissen, das von den Ärzten in der klinischen Praxis angewandt wird, und wer
  bestimmt, in welche Richtung dieses Wissen sich entwickelt?
- Zweitens, wer entscheidet, wann und in welchem Ausmaß das
  verfügbare Wissen zur Anwendung gelangt.
- Drittens, wer bestimmt, wieviel die Ärzte für die Anwendung
  ihres Wissens als Vergütung erhalten?

Zum ersten Punkt, wer schafft heutzutage das Wissen, das von
den Ärzten in der klinischen Praxis angewandt wird? Wer hat
das Wissen in der Vergangenheit geschaffen? Schauen wir ein
wenig in frühere Jahrhunderte.

Der Medizinhistoriker vermag seit der Antike eine Unzahl an
Einzelpersonen zu nennen, die das Wissen in der Heilkunde
erweitert haben. Auch wenn den medizinhistorischen Laien nur
wenige Namen, von Hippokrates über Galen, Paracelsus, Rudolf
Virchow, Robert Koch bis hin zu Christiaan Barnard, auf Anhieb
einfallen möchten – Jahrhundert für Jahrhundert haben viele

Ärzte, berühmte und heutzutage in Vergessenheit geratene Kliniker und Theoretiker, aus der Beobachtung des einzelnen Patienten, aus der Erfahrung im jahrelangen Umgang mit großen Patientenkollektiven, aus der Verbindung von Wissenschaft und eigener Beobachtung, die Schlüsse gezogen und die therapeutischen Maßnahmen empfohlen, die ihren eigenen Patienten von Nutzen sein und die ihren Kollegen und Nachfolgern als Richtschnur des Handelns dienen sollten.

Es gibt sie auch heute noch, die aufmerksamen Kliniker und die kenntnisreichen Theoretiker, die aus der individuellen Tätigkeit im Krankenhaus oder in der Praxis des niedergelassenen Arztes neues Wissen schöpfen und dieses Wissen veröffentlichen. Aber fragen Sie sich doch einmal selbst. Welche Namen würden Sie vorschlagen zur Aufnahme in die medizinhistorischen Tabellen namhafter Ärzte der Gegenwart, deren Beiträge zum Fortschritt des Wissens so grundlegend waren, dass sie würdig sind, der Nachwelt als Vorbild immer wieder in Erinnerung gerufen zu werden?

Oder stellen wir eine andere Frage: Wer erhält heutzutage die Nobelpreise in der Medizin? Sehen wir einmal auf die Entwicklung der letzten zehn Jahre.

Im Jahre 1993 erhielten zwei Biologen, Richard J. Roberts und Phillipp A. Sharp, den Nobelpreis für Physiologie und Medizin für ihre Entdeckung der »split genes«.

1994 erhielten mit Rodbell und Gilman zwei Biochemiker den Nobelpreis für Medizin für die Entdeckung der G-Proteine und die Rolle dieser Proteine in der Signalübermittlung in Zellen.

1995 erhielten drei Biologen, Edward Lewis, Christiane Nüsslein-Vollhard und Eric F. Wieschaus den Nobelpreis für Medizin für ihre Arbeiten über die genetische Kontrolle früher embryonaler Entwicklungen.

1996 erhielt der Tierarzt Peter C. Doherty für seine Arbeiten über die Spezifizität der zellvermittelten Immunabwehr den Nobelpreis für Medizin.

1997 erhielt der Mediziner Stanley Prusner den Nobelpreis für die Entdeckung der Prionen als ein neues biologisches Infektionsprinzip.

1998 erhielten drei Chemiker-Pharmakologen den Nobelpreis für Medizin für ihre Entdeckung der Rolle von Stickoxid als ein Signalmolekül im kardiovaskulären System. Von den dreien hatte einer, Ferid Murad, Medizin studiert, ist sogar in einer medizinischen Fakultät beschäftigt, im Department of Integrative Biology, Physiology, and Pharmacology der University of Texas.

1999 erhielt mit Günther Blobel ein Mediziner den Nobelpreis für Medizin. Doch seine Berufsbezeichnung lautet nicht etwa »Arzt«. Er wird als Zellbiologe geführt.

Im Jahre 2000 erhielten den Nobelpreis für Medizin gleich drei Mediziner: Arvid Carlsson, Paul Greengard und Eric Kandel für ihre Beiträge zur Aufdeckung der Signalübermittlung im Nervensystem.

Im Jahre 2001 wurde der Nobelpreis in der Medizin für die Aufdeckung von Schlüsselregulatoren des Zellzyklus vergeben an Leland Hartwell, Timothy Hunt und Paul Nurse. Hartwell hat einen B.Sc. am CalTech und einen Ph.D. am MIT erworben. Timothy Hunt hat einen Ph.D. der University of Cambridge und Paul Nurse einen B.Sc. an der University of Birmingham und einen Ph.D. an der University of East Anglia erworben.

Vor wenigen Wochen schließlich wurden in Stockholm die diesjährigen Nobelpreisträger für Physiologie und Medizin bekannt gegeben; sie erhalten den Preis für Leistungen zur Aufklärung der Regulierung der Organentwicklung und des programmierten Zelltodes. Die drei Preisträger waren Sydney Brenner, Robert Horvitz und John Sulston. Keiner der drei hat ein Medizinstudium hinter sich oder ist gar praktizierender Arzt. Alle drei sind Molekularbiologen oder Genetiker.

Was sagt uns dieser Rückblick? Das mit dem Nobelpreis für Physiologie und Medizin der vergangenen Jahre ausgezeichnete Wissen ist primär ein biologisches, ein zellbiologisches, ein molekularbiologisches, ein biochemisches Wissen. Von den insgesamt 19 Preisträgern hatten immerhin noch sechs Medizin studiert. Von diesen sechs waren nur noch zwei in einer medizinischen Fakultät beschäftigt.

Aus diesen Zahlen ist eine klare Tendenz herauszulesen. Das Wissen, für das der Nobelpreis für Physiologie und Medizin vergeben wird, ist seit vielen Jahren zellbiologisches und genetisches Grundlagenwissen, das uns mit Sicherheit immer neuere Kenntnisse über die Abläufe im Organismus vermittelt. Aber dieses Wissen ist zunächst und auf lange Sicht noch kein medizinisches Wissen. Ob und wann es einmal medizinisches Wissen wird, also der Heilung oder Vorbeugung von Kranksein dienen wird, das steht in den Sternen.

Welche Perspektive ergibt sich aus dieser Situation? Das wichtigste Grundlagenwissen für das Verständnis unseres Organismus auf der Grundlage der gegenwärtigen Naturwissenschaften wird immer weniger von Ärzten selbst geschaffen. Medizinische Fakultäten verringern solch ursprüngliche medizinische Disziplinen wie die Anatomie und stellen in den theoretischen Fächern möglichst viele Molekularbiologen ein, die – wenn sie die Besten ihres Faches sind – keine Mediziner oder gar praktizierende Ärzte mehr sein können.

Wenn die Ärzte sich nicht zu kompetenten Molekularbiologen ausbilden lassen, werden sie auch zunehmend außerstande sein, aus dem komplizierten und komplexen Grundwissen, das die Molekularbiologen und Genetiker schaffen, die medizinisch relevanten Ableitungen zu entwickeln. Mit anderen Worten, die Möglichkeit ist nicht von der Hand zu weisen, dass in zunehmenden Maße Nicht-Mediziner und auf jeden Fall Nicht-Ärzte das Wissen schaffen, aus dem sich die zukünftigen Fortschritte in der Medizin speisen sollen. Das ist nicht ohne Brisanz. Die Medizin ist als akademisches Fach an den Hochschulen nur so lange wohl gelitten, wie sie ihre Bedeutung als wissenschaftliches Fach beweisen kann. Wenn sie aber nur noch Anwender von Wissen ist, das andere Wissenschaftler, sprich: Molekularbiologen, für sie geschaffen haben, dann sind auch die Tage der Universitätsmedizin gezählt.

Ist das ferne Zukunft? Vielleicht nicht ganz. Schauen wir uns hier in Berlin um. Die gesamte Hochschulmedizin soll in eine GmbH zusammengefasst werden. Das ist der erste Schritt hinaus aus der Universität. Die Forschung wird in molekularbiologisch ausgerichteten Labors durchgeführt von interdisziplinären Teams. Falls etwas für die Praxis herauskommt, dann findet es seinen Weg in die Industrie oder in die Bio-Firmen, zu deren Gründung die Wissenschaftler nun angeregt werden, und kommt von dort an die Ärzte, die im Grunde nur noch Anwender, Ausführende sein werden. Welche Auswirkungen diese Entwicklung auf das Image der Anwender haben wird, darf sich jeder selbst ausmalen.

Die Medizin hat sich in der Antike ihr hohes Image erst zu dem Zeitpunkt erworben, als sie sich von der handwerklichen Tätigkeit zur Philosophie, also zur Wissenschaft wandelte. Die Fähigkeit, den Organismus in das große Ganze des Universums theoretisch einzuordnen, machte die Medizin gleichsam hoffähig, verlieh ihr den Status der Gelehrsamkeit, den sie bis heute in Anspruch nimmt. Ob dies auch in Zukunft so bleiben wird, das ist fraglich.

Wo aber wird das Wissen geschaffen, das die täglichen Fortschritte in der klinischen Praxis ermöglicht? Dieses Wissen, ich deutete es bereits an, kommt aus der Industrie. Zwei große Industriebereiche nehmen Einfluss auf das Ärztliche Wirken. Die pharmazeutische und die medizinisch-technische Industrie. Zu den vielen Möglichkeiten der Abhängigkeit von der pharmazeutischen Industrie, in die sich heutzutage niedergelassene Ärzte und nicht zuletzt auch Mediziner an den Universitäten begeben, ist bereits sehr viel gesagt und geschrieben worden. Ich möchte das hier nicht wiederholen.

Anders steht es mit der medizinisch-technischen Industrie. Hier werden die medizinisch-technischen Gerätschaften produziert, die der Diagnose und der Therapie dienen. Die Entwicklung dieser Industrie, die erst in der zweiten Hälfte des 20. Jahrhunderts ihre volle Kraft erlangt hat, stellt die Ärzteschaft vor ein grundlegendes Problem. Es geht um die Frage, welchen Preis der Arzt dafür zahlen muss, dass seine diagnostischen und therapeutischen Apparate mittlerweile so komplex geworden sind, dass sie nur noch von einer speziellen Hochleistungsindustrie entwickelt und produziert werden können? Die Ärzteschaft ist auf die medizinisch-technische Industrie angewiesen. Diese Industrie erst gibt der Ärzteschaft die Mittel in die Hände, die sie benötigt, um Kranksein zu diagnostizieren und zu therapieren. Die medizinisch-technische Industrie produziert anwendungsbereites Wissen und liefert die notwendigen Geräte, um dieses Wissen anzuwenden. Das hat Konsequenzen.

Der Preis, den es zu zahlen gilt, wenn man sein Wissen und seine Geräte nicht selbst erschaffen kann, hat zwei Dimensionen. Zum einen die naheliegende ökonomische Dimension. Die Geräte sind teuer und der praktische Arzt muss sich fragen: Wie kann ich diese Investition tätigen? Wird sie sich amortisieren? Sie amortisiert sich, das ist kein Geheimnis, häufig erst dann, wenn nicht allein medizinische, also rein ärztliche Gesichtspunkte die Anwendung der Geräte diktiert, sondern – eben – ökonomische.

Der Arzt wird von den Kosten der Investition abhängig. Er verliert seine ärztliche Unabhängigkeit.

Diese Unabhängigkeit ist also zwiefach gefährdet: auf der wissenschaftlichen Ebene des Grundlagenwissens durch die zunehmende Bedeutung nicht-medizinischer, nicht-ärztlicher Wissenschaftler. Auf der Ebene der Anwendung durch die Abhängigkeit von der Vermittlung des Wissens und der Überlassung der Apparate, die für die Diagnose und die Therapie die wesentlichste Rolle spielen. Wer sein Wissen um die klinische Anwendung der diagnostischen und therapeutischen Apparate von der medizinisch-technischen Industrie erwerben muss, ist von dieser Industrie abhängig. Der Preis ist somit nicht nur finanziell definiert. Der Preis ist auch standespolitisch hoch. Im Extremfall werden Ärzte von der Industrie in der Anwendung der Geräte unterwiesen. Sie sind wiederum Anwender dessen, was andere erzeugen.

Der Erzeuger bestimmt die Geschwindigkeit des Fortschritts und – wichtiger noch – er bestimmt die Richtung des Fortschritts. Wer vermag denn zu garantieren, dass der Fortschritt des physiologischen Grundlagenwissens, das weitgehend ohne ärztliche Beteiligung und mit Hinblick auf den Nobelpreis geschaffen wird, in Zukunft die Richtung nimmt, die sich aus der Interessenlage des klinisch praktizierenden Arztes ergibt? Wer vermag zu garantieren, dass der Fortschritt der apparativen Medizin in Diagnose und Therapie auch in Zukunft im Wesentlichen die Richtung nimmt, die sich aus der Interessenlage des klinisch praktizierenden Arztes ergibt? Oder anders ausgedrückt: Wer folgt wem? Folgt der Fortschritt der technisch gestützten klinischen Medizin den Möglichkeiten und kaufmännischen Interessen der Industrie? Oder folgt die Industrie den klinischen Erfordernissen des praktischen Arztes?

Und noch ein Punkt ist hier zu erwähnen. Wir haben die Richtung angesprochen, die das Wissen nimmt. Diese Richtung ist wählbar. Wir sehen das an den Diskussionen über die Zulässigkeit der Stammzellforschung.

Ziel der Medizin ist es, auf der Grundlage erprobter empirischer Maßnahmen, aber vor allem auch mit Hilfe der jeweils neuesten wissenschaftlichen Erkenntnisse Krankheiten vorzubeugen oder zu behandeln. Die Fortschritte von Chemie, Physik und Technologie bedingen somit auch den Fortschritt der Medizin. Wenn sich die Medizin diesen Fortschritt in Wissenschaft und Technologie nicht zunutze macht, verliert sie die Grundlage ihrer Existenz und ihres Ansehens.

Seit zwei Jahrtausenden musste sich die Medizin die Möglichkeit des Fortschritts stets erkämpfen. Das war so bei der Entwicklung von Anatomie und Chirurgie vor vielen Jahrhunderten, das war so bei der Entwicklung von schmerzfreier Geburt, von Pockenschutzimpfung im 19. Jahrhundert, das war so bei der Einführung der Hornhauttransplantation vor 50 Jahren. Stets traten Moralphilosophen und Ethiker, Theologen und andere Bedenkenträger auf den Plan und erklärten, nun sei die Grenze des Zumutbaren erreicht; dieser jüngste Fortschritt dürfe nicht mehr hingenommen werden. 1950 wurde gefordert, die Übertragung von Hornhäuten nicht zuzulassen, da diese Operation mit der Würde des Menschen nicht vereinbar sei.

Die Medizin hat diese Bedenken stets wahrgenommen, aber sie hat ihr ureigenstes Ziel, im Interesse der Wahrnehmung ihrer Berufung mit der Zeit zu gehen, dennoch nie aus dem Auge verloren. Deshalb ist die Übertragung von Hornhäuten zur Routine geworden und hat unzähligen Menschen die Fortführung eines würdevollen Daseins ermöglicht. Die Problematik der Stammzellforschung ist genau in diesem Spannungsfeld angesiedelt. Noch bevor sich abzeichnete, ob die Stammzellforschung zu therapeutisch sinnvollen Anwendungen führen könne, wurde dieser Forschungszweig aus rein ideologischen Erwägungen verteufelt.

Erstaunlich ist in diesem Zusammenhang, dass der Präsident der
Deutschen Forschungsgemeinschaft, der Biochemiker Winn-
acker, ebenso wie der ehemalige Präsident der Max-Planck-
Gesellschaft, der Biologe Markl, der Stammzellforschung freie
Bahn zu schaffen suchen, während einige Ärzte in leitenden
Funktionen der Standespolitik hier unüberwindbare ethische
Barrieren erkannten. Forschung an embryonalen Stammzellen
und das therapeutische Klonen kategorisch zu verbieten, heißt:
der Medizin den Fortschritt verweigern. Dass solche Forderungen erhoben werden, ist verständlich. Dass sie von Ärzten erhoben werden, das ist unverständlich.

An der Debatte für und wider die Forschung mit embryonalen
Stammzellen haben mittlerweile mehrere Stimmen aus unterschiedlichen Lagern teilgenommen. Ein Beispiel ist das eingangs
erwähnte Buch *Medizin ohne Ethik* des Moralphilosophen und
Philosophiehistorikers Otfried Höffe aus dem Jahre 2002. Da
Höffe sich vehement gegen die Forschung mit embryonalen
Stammzellen ausspricht und den Biologen und ehemaligen Prä-
sidenten der Max-Planck Gesellschaft explizit für seine Haltung
kritisiert, wollen wir uns hier die Argumente Höffes etwas genau-
er anschauen und daraufhin überprüfen, ob der nicht-ärztliche
Standpunkt, der hier zum Ausdruck kommt, aus ärztlicher Sicht
einen Sinn ergibt.

Die Kernargumente Höffes (wie auch anderer Gegner derarti-
ger Forschung) sind in der Gleichsetzung der Embryonalzellen
mit jeder anderen Stufe menschlicher Entwicklung und in dem
aus dem Konzept der Menschenwürde abgeleiteten Schutz des
Menschen und somit auch der embryonalen Stammzellen enthalten (5). Höffes Argument gipfelt in der Anklage, »eine Forschung, die dem menschlichen Leben dient, desavouiert sich,
wenn sie menschliches Leben zerstört, dies um so mehr, wenn
sie einem nur *möglicherweise* eintretenden Lebensdienst schon
reales Leben opfert« (6).

Die Würde des Menschen ist kein naturgegebener Fakt. Die Würde des Menschen ist eine schöne Hoffnung, ist politisches Programm. Die Verbrechen der NS-Zeit haben die Schöpfer des Grundgesetzes zu der Formulierung »Die Würde des Menschen ist unantastbar« verleitet. Das ist eine löbliche Formulierung und auch eine radikale. Sie geht über die Formulierung der Zehn Gebote der Bibel hinaus, in denen es stets heißt »Du sollst nicht ...«, »Du sollst nicht töten.« Getötet wird dennoch bis in die Gegenwart. Nicht nur von irregeleiteten Individuen, nicht nur in China, das außerhalb der abendländischen Tradition steht und viel tausendfach in jedem Jahr die Todesstrafe vollstreckt, sondern auch und vor allem in den USA, dem westlichen Land, das für sich am lautstärksten in Anspruch nimmt, die Werte des Christentums zu repräsentieren und notfalls mit allen Mitteln zu verteidigen. Nicht anders verhält es sich mit der »Würde des Menschen«.

Die Würde des Menschen hat der Mensch seit eh und je und bis in die Gegenwart nicht unangetastet gelassen; er hat sie häufig genug buchstäblich mit Füßen getreten. Die Würde des Menschen ist ein Schutzschild, das wir uns wünschen, um nicht Opfer privater oder staatlich sanktionierter Willkür zu werden. Das Konstrukt einer Menschenwürde kann sich nicht auf die schon seit der Antike postulierte Sonderstellung des Menschen gründen, wie dies Ottfried Höffe versucht. Diese Sonderstellung dürfte vorübergehend sein. Der Moment ist absehbar, in dem die Vorherrschaft des Menschen über die anderen Lebewesen und über die scheinbar tote Natur ein Ende hat. Dann wird der Mensch seine angebliche Würde gegen die anderen Lebewesen und gegen die scheinbar tote Natur verteidigen müssen. Die aber kennen seine Sprache nicht und wissen nichts von Sonderstellung und Menschenwürde.
Die Beschwörung der Würde des Menschen hat ihre nachhaltige Berechtigung allein im Schutzgedanken – nicht gegenüber der nicht-menschlichen Natur, sondern in Hinblick auf mögliche Übergriffe durch andere Menschen. Wir sind den Schöpfern des

Grundgesetzes dankbar, dass sie diesen Schutz zum wichtigsten
Prinzip der Nachkriegsverfassung erhoben haben. Aus diesem
Schutzschild die Unantastbarkeit auch der embryonalen Stammzellen ableiten zu wollen, ist eine Forderung, die die Medizin
nicht nachvollziehen muss. Otfried Höffe verweist in seinem Versuch, seine Leser davon zu überzeugen, dass die embryonalen
Stammzellen bereits »Mensch« seien, auf das Potential der
embryonalen Stammzellen, die sich ohne weiteres Zutun zu
einem Menschen entwickeln können. Die von Befürwortern der
Stammzellforschung angeführte notwendige Verbindung mit
dem Mutterleib wischt Höffe mit einem umständlichen argu-
mentativen Umweg beiseite. Er führt aus, die Alternative sei ein
in vitro künstlich gezeugtes und außerhalb eines Mutterleibs auf-
gezogenes Lebewesen, das doch wohl auch als Mensch anzusehen sei und nicht als Monster. Dem ebenfalls von Befürwortern
der embryonalen Stammzellforschung angeführten Argument,
embryonale Stammzellen seien nicht zurechnungsfähig, entgegnet Höffe mit einer noch fragwürdigeren Gleichsetzung, indem
er ausführt »Neugeborene, Kleinkinder und Schwerstbehinderte sind es aber ebenso wenig.« (7) Beide Argumente sind nicht
stichhaltig. Sie sind sogar irreführend.

Neugeborene, Kleinkinder und Schwerstbehinderte sind Gegenstand menschlicher Emotionen. Es gibt Menschen, die sich von
Schwerstbehinderten abwenden. Aber es gibt auch andere, die
diesen Menschen verwandtschaftlich oder allein emotional verbunden sind, von Neugeborenen und Kleinkindern ganz zu
schweigen. Höffe versucht, die Emotionen, die wir den Neugeborenen, Kleinkindern und Schwerstbehinderten gegenüber
empfinden, auf die Vier- oder Achtzellwesen eines frühen
embryonalen Entwicklungsstatus auszuweiten. Das ist unzuläs-
sig. Diese Vier- oder Achtzellwesen sind kleine Ansammlungen
von chemischen Verbindungen, vornehmlich Proteinen, denen
wir auch nicht annähernd die gleichen Emotionen gegenüber
hegen können oder gar schulden, wie Neugeborenen, Kleinkindern und Schwerstbehinderten. Die Proteine einer embryona-

len Stammzelle verlangen a priori keinen Schutz. Der Schutz wird von Otfried Höffe und anderen gefordert, weil diese chemischen Verbindungen zwar kein messbares Bewusstsein oder gar eine Zurechnungsfähigkeit enthalten, aber ein Programm, dessen ungehinderte Entfaltung möglicherweise ein menschliches Wesen entstehen lässt. Tatsächlich wird mit der Zerstörung einer embryonalen Stammzelle kein Menschenleben zerstört. Es wird eine Ansammlung von Proteinen vernichtet, die das Potential der Menschwerdung als Programm in sich trägt.

Hier liegt der Punkt. Mit dem Verbot der verbrauchenden Stammzellforschung über den Appell an die Menschenwürde wird nicht ein menschliches Wesen geschützt, sondern ein Programm. Der Moralphilosoph Otfried Höffe verlangt von der Wissenschaft, dass sie einem Programm menschliche Würde zuerkennt und damit einen Schutz garantiert, der vom Ursprung des Konzepts der Menschenwürde ganz anderen Stufen des Menschseins zugedacht war. Es ist daher untauglich, etwa die Präambel zum deutschen Grundgesetz als Zeugnis gegen die Forschung mit embryonalen Stammzellen anzuführen.

Die Medizin ist das kulturelle Bemühen, unter Anwendung der neuesten naturwissenschaftlichen Erkenntnisse eine Heilkunde zu erschaffen, die die durch Krankheiten bedingten Leiden des Menschen therapiert oder sogar verhindert. Die Medizin ist dem Wunsch eines Großteils der Menschen verpflichtet, die biologisch mögliche Lebensspanne weitestgehend frei von körperlichen und psychischen Beschwerden und ohne Schmerzen zu genießen. In der Erfüllung dieses Wunsches steht die Medizin in direktem Gegensatz zu der theologischen Ansicht, der Gestaltungsmöglichkeit des menschlichen Lebens seien Grenzen gesetzt, die ein Schöpfer festgelegt habe und die nur dieser Schöpfer zu überwinden vermöge. Wo diese Grenzen sind, darüber sind sich auch die Theologen nicht einig. Dem einen ist bereits der Gebrauch von Schmerzmitteln ein Verstoß gegen die dem Menschenleben als unverzichtbar mitgegebenen Qualitäten.

Der andere mag den Gebrauch von Schmerzmitteln verständnisvoll hinnehmen, wendet sich jedoch gegen das therapeutische Klonen als unzulässige Überschreitung von Grenzen.

Der Auftrag der Medizin lautet, das zeitgenössische naturwissenschaftliche Wissen zu nutzen, um sich in die Lage zu versetzen, solche physischen und psychischen Leiden zu therapieren oder gegebenenfalls zu verhindern, die Menschen dem frühen Verfall, der Abhängigkeit, dem Schmerz zuführen. Der Moralphilosoph oder Theologe mag darauf hinweisen, dass gerade der frühe Verfall, die Abhängigkeit und der Schmerz unabdingbare Facetten der conditio humana seien. Dagegen ist nichts zu sagen. Der Naturwissenschaftler wird dem zustimmen, da auch am fernsten Horizont kein Zeitpunkt erkennbar ist, an dem früher Verfall, Abhängigkeit und Schmerz allen Menschen erspart bleiben könnten. Der Mediziner wird jedoch insofern eine andere Position einnehmen, da er berufen ist, dort, wo dies möglich ist, das seine zu bewirken, um einzelnen Menschen den frühen körperlichen Verfall, die physische und psychische Abhängigkeit, den Schmerz zu ersparen oder zu lindern.

Es steht nirgendwo geschrieben, dass *jeder* Mensch frühen Verfall, physische und psychische Abhängigkeit und Schmerz ertragen muss, um somit die conditio humana am eigenen Leibe zu erfahren. Das wäre zu eng gedacht. Gerade die Dialektik zwischen der Unberechenbarkeit und Unausweichlichkeit des Leidens in der Menschheit einerseits und dem Streben des Individuums nach Leidensfreiheit andererseits hat sich als ein zentrales Wesensmerkmal der conditio humana erwiesen.

Um das für jeden einzelnen legitime Ziel der Leidensfreiheit zu erreichen, auch wenn die Erfolge stets nur fragmentarisch sind, ist der Mediziner verpflichtet, die neuesten Einsichten in die menschliche Biologie zu nutzen und somit auch die Möglichkeiten einer therapeutischen Anwendung der embryonalen Stammzellen zu erforschen. Diese Erforschung allein deswegen zu verunglimpfen, weil die zu erwartenden Ergebnisse noch höchst vage sind und »schon reales Leben opfert«, wie Höffe es ausdrückt, ist zweifach illegitim.

Erstens wird nicht »reales Leben« geopfert. Schon die Wortwahl dieser Anschuldigung stellt emotionale Brücken her, die gar nicht gerechtfertigt sind. Solche nicht existierenden emotionalen Brücken zu errichten, mag zwar ein bewährtes Mittel der Verunglimpfung sein, gerechtfertigt ist solche Argumentation deshalb noch lange nicht. Die Anschuldigung, der Wissenschaftler »opfere reales Leben«, setzt den Forscher ebenso bewusst wie unzutreffend auf eine Stufe mit den grausamen Azteken, die Menschenopfer dargebracht haben, oder mit einem Feldherrn, der das Leben einiger Soldaten opfert, um ein ferneres Ziel zu erreichen. Die Metaphorik des »Opfers von realem Leben« ist unangebracht, da sie allein über unbegründete Assoziationen ihre Wirkung erzielt.

Zweitens, der Medizinhistoriker könnte auf viele Beispiele der vergangenen Forschung hinweisen, wo eine zunächst allzu vage Erwartung schließlich doch das gewünschten Ergebnis brachte und unzähligen Menschen Hilfe und Linderung brachte – ohne dass die conditio humana insgesamt aus dem Lot gebracht worden wäre.

Die Forschung an embryonalen Stammzellen allein deswegen zu verteufeln, weil sich Geschäftsinteressen regen, die auf unschönste Weise mit Hilfe der erhofften Forschungsergebnisse menschliche Lebensweise beeinflussen könnten, ist ebenfalls illegitim. Nicht das Messer ist schlecht, sondern derjenige, der es gegen den Menschen führt. Sollte sich zeigen, dass andere, leichter von einem gesellschaftlichen Konsens getragene Verfahrensweisen die embryonale Stammzellforschung mit gleich guten oder gar besseren therapeutischen Erfolgen ablösen können, so wird die medizinische Wissenschaft die erste sein, die diesen Weg beschreitet.

Kehren wir zum Ausgangspunkt dieses Exkurses zurück. Die Moralphilosophie beansprucht ein Mitspracherecht in der Entwicklung der Ethik der Medizin der Zukunft. Dieses Mitspracherecht hat jede gesellschaftliche Gruppe. Ein Problem ist, dass die Mediziner zwar ihr Ziel und ihre Berufung kennen, aber in der Regel die Moralphilosophen und die Theologen das rhetorische Rüstzeug wesentlich besser beherrschen, ihre Gegnerschaft wider den Fortschritt der Medizin durchzusetzen, als diejenigen, die sich wünschen, vor frühem Verfall, physischer und psychischer Abhängigkeit und Schmerz bewahrt zu sein oder andere davor zu bewahren.

Die Gesellschaft der Gegenwart und mehr noch der Zukunft wird heterogen sein. Wir werden zunehmend gezwungen sein, unsere Werte zu relativieren. So sei es denen unbenommen, die für sich persönlich den frühen Verfall, die Abhängigkeit und den Schmerz als unabdinglichen Wesensanteil der conditio humana ansehen, eben diesen Verfall, diese Abhängigkeit und den Schmerz zu erleiden. Und es sei ihnen auch unbenommen, an andere zu appellieren, den frühen Verfall, die physische und die psychische Abhängigkeit und den Schmerz hinzunehmen. Aber das gibt ihnen nicht das Recht, denen, die ihre persönliche Würde eher ohne frühen Verfall, Abhängigkeit und Schmerz gewahrt sehen, um die Forschungen zu bringen, deren Ergebnisse möglicherweise eines fernen Tages diese Art von Würde garantieren werden. Die Medizin schützt, wo dies gewünscht und möglich ist, die Würde der Menschen, nicht die Würde eines Programms von Vier- oder Achtzellern.

Nur wenn die Ärzteschaft sich des neuesten wissenschaftlichen und technologischen Wissens bemächtigt und aus ihren eigenen Reihen zu der Mehrung dieses Wissens und zu der Anwendung dieses Wissens in der klinischen Praxis beiträgt, wird sie eine Chance haben, als selbstbestimmte und richtungweisende Berufsgruppe weiterhin ein gesellschaftliches Gewicht zu entfalten. Die Alternative ist die fremdbestimmte Marionette, die an den Fäden anders denkender Interessengruppen hängt.

Damit nähern wir uns dem zweiten Punkt, den ich eingangs aufgeworfen hatte: Wer bestimmt, wann und in welchem Ausmaß das Wissen, das der Medizin zur Verfügung steht, in Anwendung gelangt? Eine Antwort können wir schon geben. Es sind nicht zuletzt die finanziellen Ressourcen eines niedergelassenen Arztes oder einer klinischen Einrichtung, die darüber bestimmen, welchen Umfang die apparative Ausstattung annimmt und somit auch, welche diagnostischen oder therapeutischen Tätigkeiten durchgeführt werden können. Die Kosten bestimmt der Hersteller. Damit hat der Hersteller auch die Fähigkeit und die Macht, die Anwendung zu kontrollieren.

Tatsächlich ist die riesige Finanzsumme, die heutzutage für die Anwendung technischer Geräte zur Diagnose und Therapie aufgewendet wird, die zentrale Bedrohung der ärztlichen Selbstständigkeit, vor allem auch im Sinne einer Selbstbestimmung des eigenen ärztlichen Tuns. Die breite Masse der Ärzte besitzt überhaupt keine Möglichkeit, die heutzutage für eine zeitgemäße klinische Medizin erforderliche technische Ausstattung selbst zu finanzieren. Das betrifft zum einen die Anschaffung und Wartung der Geräte, vor allem im Krankenhaus. Das betrifft zum anderen auch die Bereitschaft, Wissen und Anwendung den Patienten zukommen zu lassen. Indem der Arzt vom Patienten verlangen muss, teure Leistungen zu finanzieren, die für die allerwenigsten Patienten aus eigener Tasche finanzierbar sind, macht sich der Arzt von denen abhängig, die den Patienten bezuschussen, um sich zeitgemäße Diagnose und Therapie leisten zu können.

Damit kommen also verschiedene Gruppen ins Spiel, die die ärztliche Tätigkeit beeinflussen und ärztliche Selbstständigkeit mindern. Wir haben die Erzeuger des Grundlagen- und des anwendungsbereiten Wissens genannt, letztere die medizinisch-technische Industrie. Wir nennen nun die Kommunen oder sonstigen gemeinnützigen Träger, die bislang die Infrastruktur zur Verfügung gestellt haben und daraus gewisse Einflussmöglichkeiten ableiten konnten. Wir müssen heute schon und in Zukunft noch viel stärker die privat- und marktwirtschaftlich agierenden Krankenhausträger nennen, für die die ärztliche Tätigkeit nur noch Mittel zum Zweck ist, nämlich Gewinne zu erwirtschaften und Investoren Renditen zu garantieren. In diese Strukturen muss sich Hochschul- und außeruniversitäre Krankenhausmedizin heute schon und mehr noch in Zukunft einfügen.

Nicht zuletzt tauchen hier auch die gesetzlichen Krankenkassen auf. Ursprünglich geschaffen als Mittler zwischen Patienten, die sich vielleicht eine Therapie nicht leisten können, und Ärzten, die für ihre Mühen adäquat entlohnt werden sollen, haben die Krankenkassen sich mittlerweile in mancher Hinsicht zu eigendynamischen Industriebetrieben entwickelt. Sie bieten Produkte an und möchten Gewinne machen, oder zumindest Umsätze auf hohem Niveau aufrechterhalten. Die Gewinne der Krankenkassen sind verdeckt. Sie zeigen sich in der Selbstdarstellung durch allzu aufwändige Immobilien. Sie zeigen sich durch hohe Gehälter leitender Angestellter. Sie zeigen sich durch einen hohen Verwaltungsaufwand, der im Schnitt bei Euro 150/Jahr und Versichertem liegt. Rechnet man diese 150 Euro auf die vielen Millionen Versicherten hoch, dann ist leicht ersichtlich, welche Gewinne hier erzielt werden, die dem ursprünglichen Zweck, bedürftigen Patienten eine adäquate Therapie zu ermöglichen, längst entfremdet sind. Krankenkassen sind konkurrierende Wirtschaftsunternehmen, die ihre Produkte, wie andere Unternehmen auch, durch Werbung offerieren und Mitbewerbern auf dem Markt Kunden abspenstig zu machen suchen.

Für die Ärzteschaft von Bedeutung ist, dass offenbar alle politischen Parteien in Deutschland den Versicherungen, bzw. gesetzlichen Krankenkassen die zunehmende Leitungsmacht im

Gesundheitswesen zukommen lassen. Das hat fachliche und – davon unlösbar – ökonomische Konsequenzen.

Die Ökonomie ist, wie wir alle tagtäglich in den Medien lesen können, das beste Argument um zu begründen, warum den Ärzten die Selbstbestimmung ihres klinischen Tuns entzogen werden muss. Wer das glaubt, der muss naiv sein. Ich komme hier auf die gesellschaftspolitischen Entwicklungen zurück, die ich eingangs andeutete. Ein unabhängiger Mittelstand freier Standesberufe, seien es der Arzt, der Apotheker oder die vielen anderen mittelständischen Unternehmer, ist vor allem den gegenwärtig regierenden Parteien ein schmerzhafter Dorn im Auge – aber man muss sich ganz nüchtern vor Augen halten: der Mittelstand und die Freiberufler haben gegenwärtig nirgendwo politischen Rückhalt. Sie sind zur Bedeutungslosigkeit verurteilt.

Die ideale Gesellschaft, die der Politik vorschwebt, gliedert sich in ein riesiges Heer von Verbrauchern und auf der anderen Seite Großkonzerne, die das erzeugen, was das Herz des Verbrauchers erfreut. Der Mittelstand ist kreativ, ist eigenständig denkend, ist innovativ – aber nur schwer lenkbar, und vor allem gewerkschaftlich nicht zufriedenstellend fassbar. Hier liegt das Problem, dem Abhilfe getan werden muss. Die Eingliederung der ärztlichen Tätigkeit so weit wie möglich in große Klinikverbünde. Die Vernichtung des einzelnen Apothekers und die Errichtung von Kettenläden – immer unter ökonomischem Vorwand, dass auf diese Weise Kosten gespart werden können, – immer jedoch mit dem gesellschaftspolitischen Ziel vor Augen: freie Standesberufe zu vernichten, den Mittelstand auszuschalten.

Beantworten wir also die Frage, wer darüber entscheidet, wann und in welchem Ausmaß das gegenwärtig verfügbare Wissen am Patienten zur Anwendung kommt, dann spielen die Krankenkassen eine wichtige Rolle – und, um dies zu wiederholen, nicht allein aus unvermeidlichen wirtschaftlichen Zwängen, sondern aus politisch gewollten gesellschaftspolitischen Zielen heraus.

Wieweit dieser Eingriff in die ureigenste ärztliche Selbstbestimmung schon geht, ist aus der Diskussion um die Fallpauschalen ersichtlich, die so genannten DRGs. Ein Denken in Fallpauschalen ist das unärztlichste Denken, das man sich vorstellen kann. So denkt man in der Autoreparaturwerkstatt, so darf man nicht im Krankenhaus denken. Sicher gibt es Routine bei gleichartigen Erkrankungen, aber diese Routine ist immer wieder von der individuellen Situation in die eine oder andere Richtung modifiziert.

In einem Leserbrief an die *Süddeutsche Zeitung* vom 30. September 2004 freut sich ein Mitglied des Bundestages namens Horst Schmidbauer, dass nun endlich »der Grundsatz ›das Geld folgt der Leistung‹ in die Tat umgesetzt« wird. Diese Aussage ist ebenso albern wie falsch. Das Mitglied des Bundestages Schmidbauer verteidigt in diesem Leserbrief die Fallpauschalen, »es werden«, so schreibt er, »endlich Leistungsfaktoren zählen, nicht die Verhandlungsrhetorik«, als »das Feilschen zwischen Krankenhäusern und Krankenkassen um über den Daumen gepeilte Tagessätze«.

Wer ist dieser Horst Schmidbauer? Horst Schmidbauer ist für die SPD im Bundestag und er ist Mitglied des Gesundheitsausschusses. Als Beruf gibt er an: Mineralölkaufmann. Da wird nun schon verständlich, wer sich hier für die Fallpauschalen einsetzt. Herr Schmidbauer mag das Gesundheitswesen gelegentlich als Patient kennen gelernt haben, aber von der ärztlichen Verantwortung, von der ärztlichen Ethik der Entscheidungsfindung weiß er wohl nichts. Das ist nicht sein Metier. Sein Metier ist der Handel mit Heizöl und da folgt in der Tat »das Geld der Leistung« – und zwar in immer gleichen Fallpauschalen. Genau dosiert, je nach Einfamilienhaus, Mehrfamilienhaus, oder Schulgebäude. Da möchte man nicht bei jedem Kunden um den besten Preis feilschen. Fallpauschalen machen das Leben des Heizölverkäufers leichter.

Warum schauen wir uns diesen Herrn Schmidbauer als Vertreter der Nürnberger SPD im Bundestag an, obwohl er es ansonsten bestenfalls schafft, als Autor von Leserbriefen in die Spalten einer überregionalen Zeitung Eingang zu finden? Nun, dieser Herr ist ein gutes Beispiel dafür, wer den Ärzten heute vorschreiben darf – als Mitglied des Gesundheitsausschusses des Bundestags – wie sie ihre Praxis zu führen haben. Als Vorsitzenden des Gesundheitsausschusses hat die SPD den Berliner Werkzeugmacher Klaus Kirschner eingesetzt. Stellvertreter ist der gesundheitspolitische Sprecher der CSU, der Sicherheitsingenieur Wolfgang Zöller. Insgesamt haben fünf Parteien 31 Mitglieder in den Ausschuss für Gesundheit des Bundestages abgeordnet, davon sind vier als Ärzte ausgewiesen, einer als Apotheker. Das sagt eine ganze Menge darüber aus, wer seine Stimme zur Neuordnung des Gesundheitswesens erheben darf.

Selbstverständlich ist Gesundheitspolitik nicht allein von Ärzten zu erledigen. Selbstverständlich gibt es viele Bereiche in der Gesundheitspolitik, in denen andere Kompetenzen gefragt sind, als ausgerechnet die ärztliche. Wir wollen froh sein, wenn ein Werkzeugmacher mit gesundem und praktischem Menschenverstand seine Lebenserfahrungen einbringt. Bedenklich wird die Angelegenheit dann, wenn Kompetenzgrenzen überschritten werden und der Heizölverkäufer den Fallpauschalen im Krankenhaus das Wort redet. Das ist nicht sein Metier. Sein Metier ist freilich, die Strukturen der Gesellschaft zu verändern, freie Berufe zu verdrängen, und da ist auch der Weg über die Fallpauschalen ein durchaus akzeptabler.

Eng verknüpft mit den Überlegungen, wer bestimmt, oder mitbestimmt, wann und unter welchen Bedingungen die Ärzte ihr Wissen anwenden dürfen, ist die dritte der eingangs gestellten Fragen: Wer bestimmt die Höhe der Entlohnung, die die Ärzte erhalten, wenn sie ihr Wissen anwenden? Die Antwort auf diese Frage liegt nach dem bisher Gesagten nahe: es sind im Wesentlichen dieselben Interessengruppierungen, die wir bereits benannt haben. Die Politiker, die die Deckelung der Ausgaben und andere Modelle der Ausgabenbegrenzung ersonnen haben. Die Krankenkassen, die die für die Finanzierung ärztlicher Leistungen zur Verfügung stehenden Mittel nur begrenzt für den eigentlichen Zweck einsetzen und stattdessen in die Selbstdarstellung in teuren Immobilien, eigene Mitarbeiterentlohnung und Werbung investieren. Weiter die nicht-ärztlichen, kaufmännischen Direktoren der Krankenhäuser, insbesondere der privatwirtschaftlich betriebenen Klinikketten, die Gewinnmargen von bis zu 20% zu erwirtschaften suchen. Diese Gewinne werden von Ärzten an Patienten für nicht-ärztliche Investoren und Aktienbesitzer erwirtschaftet – eine im Grunde absurde Konstellation. Noch einmal zu nennen ist auch die medizinisch-technische Industrie, die durch ihre Preisgestaltung, die unter anderem ebenfalls ein Gewinninteresse nicht-ärztlicher Aktienbesitzer berücksichtigt, Gelder von den Ärzten oder den sie beschäftigenden Institutionen abzieht und dadurch die Entlohnung beeinflusst, die sich letztlich in den Händen der Ärzte für ihre Tätigkeiten am Patienten ansammelt.

Damit haben wir nun die drei eingangs gestellten Fragen in aller Kürze angesprochen:
- Erstens, wer schafft heutzutage das Wissen, das von den Ärzten in der klinischen Praxis angewandt wird, und wer bestimmt, in welche Richtung dieses Wissen sich entwickelt?
- Zweitens, wer entscheidet, wann und in welchem Ausmaß das verfügbare Wissen zur Anwendung gelangt.
- Drittens, wer bestimmt, wieviel die Ärzte für die Anwendung ihres Wissens als Vergütung erhalten?

Die Beantwortung aller drei Fragen ist aus ärztlicher Sicht nicht gerade ermutigend. Vielleicht ist der Begriff des »Standesberufs« heute deshalb nicht mehr in Gebrauch, weil er gar nicht mehr zutrifft. Selbstständigkeit und Selbstbestimmung sind den Ärzten in grundlegender Hinsicht bereits verloren gegangen. Der eine oder andere mag sich noch in einer Position befinden, in der er Entscheidungsbefugnis besitzt, als Klinikchef, als Ordinarius, und für die Verantwortung, die er trägt, auch adäquat entlohnt werden. Aber in zunehmendem Maße ist die Ärzteschaft ausführendes Glied dessen, was anderswo und von anderen gesellschaftlichen Gruppen bestimmt wird. Diese Entwicklung – dies möchte ich wiederholen – ist nur teilweise aus externen Sachzwängen zu erklären. Manchmal ist der Eindruck nicht zu vermeiden, dass es einem zunehmenden Teil der Ärzteschaft selbst – und auch ihrer leitenden Organe – am Willen zur Selbstständigkeit und Eigenverantwortung fehlt.

»Neue gesundheitspolitische Rahmenbedingungen sind sicher: Führen sie zu einer Medizin ohne Ethik?« war die Fragestellung meines heutigen Vortrags. Ich habe Ihnen meine Deutung der Richtung vorgetragen, die die Entwicklung der gesundheitspolitischen Rahmenbedingungen genommen hat und noch weiter nehmen wird. Zu einer Medizin ohne Ethik wird diese Entwicklung nicht führen, weil es eine Medizin ohne Ethik nicht geben kann und nicht geben darf. Auch unter den unwürdigsten Bedingungen bleiben die ethischen Anforderungen bestehen. Die Frage lautet doch, ob es sinnvoll und möglich sein wird, eine ärztliche Standespolitik zu betreiben, die zu Rahmenbedingungen führt, in denen es Freude bereitet, mit bestem Gewissen Medizin zu praktizieren.

Um diese Frage zu beantworten, gilt es, jeden einzelnen der ausgeführten Punkte genau zu analysieren und daraufhin abzuklopfen, wo ärztliche Selbstbestimmung wieder zurückgewonnen werden kann. Es gilt zu erkennen, welche Faktoren politisch beeinflussbar sind. Es gilt zu erkennen, welche Strukturveränderungen außerhalb ärztlicher standespolitischer Einflussnahme stehen. Wenn die Rahmenbedingungen unwürdig sind, kann eine Alternative darin bestehen, sich den Rahmenbedingungen zu entziehen, sich den Strukturen zu entziehen, die eine aus ärztlicher Sicht unwürdige Praxis der Medizin bedingen.

Interessanterweise ergibt sich aus dieser Perspektive eine ganz neue Einschätzung derjenigen Ärzte, die sich verschiedenen alternativen medizinischen Praktiken öffnen – etwa der indischen oder der chinesischen Medizin oder auch der Homöopathie. Wie immer man über diese Verfahren denken mag – sie gründen auf Wissen, das von Ärzten für Ärzte geschaffen wurde. Da diese Verfahren außerhalb der Kassen praktiziert werden und keine technische Ausstattung für Diagnose und Therapie verlangen, fallen auch die Fremdbestimmungen darüber weg, wann und in welchem Ausmaße sie praktiziert werden dürfen und wieviel dafür an Entlohnung zu entrichten ist. Vielleicht ist ja das Unbehagen, das nicht wenige Ärzte dazu treibt, sich diesen Verfahren zu öffnen, auch ein Unbehagen an den Strukturen der Fremdbestimmung, die sich um die Anwendung der Schulmedizin herausgebildet haben.

Die Antwort auf die Problematik ist die Flucht in die Alternativmedizin freilich nicht. Den Oberschenkelhalsbruch, die Lungenentzündung und das Unfallopfer kann man auf diese Weise nicht behandeln.

Aber vielleicht geht es ja auch um etwas ganz anderes: um die Umgewöhnung der Ärzteschaft an neue Rahmenbedingungen, in denen die ehemalige Selbstständigkeit und Selbstbestimmung – überspitzt ausgedrückt – auf die Stärke des Händedrucks bei der Begrüßung des Patienten oder den Zeitpunkt der Nachmittagsvisite beschränkt sind. Wer heute Medizin studiert und in diese Rahmenbedingungen hineinwächst, hat es nicht anders kennen gelernt und ist im Zeitalter der Jobmentalität vielleicht ganz dankbar dafür, unter solchen Umständen Medizin praktizieren zu dürfen.

Literatur

1 Otfried Höffe (2002) Medizin ohne Ethik. Frankfurt, pp 7–27

2 ebenda, pp 9–10

3 Müller-Schubert A (2002) Umfrage zur Auswirkung der Ökonomisierung
   des Arztberufs. Berliner Ärzte 7: 12–17

4 Macer D. The future of international bioethics. http://www.geocities.com/
   Athens/Acropolis/9830/articulo8.htm

5 Siehe hierzu sehr viel ausführlicher eine juristische Erwiderung in Merkel
   R (2001) Rechte für Embryonen? Die Zeit 05/2001, sowie Merkel R (2002)
   Forschungsobjekt Embryo. Berlin

6 Otfried Höffe (2002) Medizin ohne Ethik.Frankfurt, pp 89

7 ebenda, p 6

Medizinische Ethik – Ethische Medizin

Die Ethik der Medizin an sich

Die abendländische Zivilisation betrachtet die Medizin als einen kulturellen Imperativ; wir hinterfragen nicht die Medizin als solche, sondern bewerten die Formen ihrer Ausübung. Mit anderen Worten, es besteht seit nahezu 2000 Jahren weitgehende Übereinstimmung darin, dass Medizin grundsätzlich ethisch ist, das heißt, grundsätzlich einem sittlich gerechtfertigten und somit legitimen Nutzen dient; das ist die Heilung, Linderung oder gar Vorbeugung von Kranksein und somit die Vermeidung von frühem Tod.

Die Entscheidung, ob es eine Heilkunde geben darf, die dem Menschen Macht über den Ausbruch und die Auswirkungen von Kranksein, vor allem aber Macht über den Zeitpunkt des Sterbens verleiht, und ob das Vorhandensein einer solchen Heilkunde ethischen Maßstäben genügt, – diese Entscheidung deutete sich bereits in Jahrhunderten oder gar Jahrtausenden prähistorischen Bemühens an, die vielleicht zufällig erkannten Wirkungen mancher Pflanzen und Mineralien sowie mancher physischer Eingriffe gegen das Kranksein einzusetzen.

Dennoch mag es kein Zufall gewesen sein, dass uns die frühesten nachweisbaren Zeugnisse ethischer Reflexionen aus der Epoche gegen Ende des letzten Jahrtausends vor der Zeitenwende vorliegen. Im Osten und im Westen des asiatischen Kontinents, das heißt in China und im östlichen Mittelmeerraum setzten zu jener Zeit wissenschaftliche Bemühungen ein, über die empirisch gerechtfertigte Verwendung einzelner Substanzen oder Handgriffe hinaus die Naturgesetzlichkeit des körperlichen Daseins zu durchschauen und damit möglicherweise eine sehr viel umfassendere Einflussmöglichkeit auf eben dieses Dasein zu erlangen als zuvor.

In einer hippokratischen Schrift etwa aus dem 4. oder 3. Jahrhundert v. Chr. findet sich der bekannte Ausspruch, dass der Mediziner, der zugleich Philosoph ist, göttergleich sei (1). Dieser Ausspruch mag vordergründig als eine Heroisierung des einzelnen Arztes erscheinen; in einem tieferen Sinne spiegelt er jedoch eine Erkenntnis oder zumindest doch eine Vorahnung der Tatsache wider, dass mit der Hinwendung zu naturgesetzlicher Reflexion eine langfristige Entwicklung einsetzte, die zunächst zu einer Hintanstellung und heutzutage schließlich zu einer nahezu vollkommenen Verdrängung des Metaphysischen, des Religiösen, also des Göttlichen aus der offiziellen, d. h. aus der in staatlicher Aufsicht an den Universitäten gelehrten Heilkunde geführt hat.

Das homerische Epos kannte diese Hybris noch nicht; die Tätigkeit der dort erwähnten Heilkundigen beschränkte sich auf die Versorgung von Verletzungen im Kriegsgeschehen oder bei Unfällen. Für die Krankheiten dagegen waren allein die Götter verantwortlich, und zwar sowohl in der Verursachung als auch in der Heilung.

Auch der strenge Monotheismus der jüdischen Glaubenslehre und auch die mehr dualistische Theologie des Christentums mit ihren Vorstellungen von der Verursachung des Krankseins durch Gott oder Satan einerseits, aber von der alleinigen Heilkraft bei Gott andererseits, diese Weltdeutungen gaben in der Frühzeit ihrer Verkündung dem Menschen als Gegenstand der Schöpfung noch nicht das Recht, in Hinblick auf seine Gesundheit selbstständig sein Schicksal zu gestalten. Ölung und Handauflegen vermittelten lediglich den Willen Gottes, helfend einzugreifen; manche frühe Kirchenväter und christliche Autoren widersprachen vehement der medizinischen Inanspruchnahme abstrakter Naturgesetze in eigener menschlicher Verantwortung (2).

Obschon die christlich-theologische Infragestellung der Ethik der Medizin als solcher auch innerhalb der christlichen Kirche früh marginalisiert wurde und spätestens seit dem Hohen Mittelalter zunehmend an Einfluss verlor, ist der Nachhall dieser Position bis in die Neuzeit vernehmbar. Der lautstarke und auch gelegentlich gewalttätige Widerstand kleiner Gruppen theologisch motivierter Ärzte und Priester zum Beispiel gegen die Einführung der Pockenschutzimpfung (3), gegen die Anwendung schmerzstillender Verfahren in der Geburtshilfe (4) und neuerdings gegen die genetische Analyse des Menschen und die daraus abzuleitenden Möglichkeiten des Eingriffs in die Schöpfung – all dies sind fortdauernde Anzeichen eines Unbehagens wenn auch nicht mehr an der Medizin als solcher so doch an den Konsequenzen ihrer scheinbar schrankenlosen Anwendung.

So sind wir es gewohnt, mit der theologischen Infragestellung der Ethik bestimmter Teilbereiche der Medizin, heutzutage etwa der Reproduktionsmedizin, zu leben. Noch hat sich allerdings allemal das menschliche Eigeninteresse durchgesetzt, einmal Erkanntes auch zu nutzen, wenn es denn den Wünschen und Interessen zumindest eines Teils der Gesellschaft entgegenzukommen verspricht. Auf lange Sicht wurde in der Diskussion um die Ethik der Medizin die Frage, *ob* eine Anwendung einer neu erkannten Eingriffsmöglichkeit ethisch sei, stets von der Frage verdrängt, *wie* eine Anwendung dieser Eingriffsmöglichkeit ethisch sei.

Zusätzlich zu der theologisch begründeten Infragestellung der Ethik der Medizin als solcher könnte man sich einen zweiten Ansatzpunkt vorstellen, die Berechtigung der Medizin anzuzweifeln, und dies ist eine ökologische Perspektive.

Aus der chinesischen Antike ist uns die Forderung einiger Philosophen überliefert, den Menschen in dem ewigen Naturkreislauf von Werden und Vergehen eingebettet zu belassen, ihn nicht aus der angenommenen Harmonie des Universums herauszunehmen, d.h., ihn nicht dieser Harmonie als eigenwilligen Gestalter gegenüberzustellen. Die Lehre dieser antiken chinesischen Philosophen mag in heutiger Sprachweise als ökologisch bezeichnet werden; sie sah menschliche Existenz in einem steten Kreislauf von körperlichem und nicht-körperlichem, also metaphysischem, Dasein verhaftet, in dem Kranksein der Vorbote des Todes, und der Tod nur den Übergang von der körperlichen in die metaphysische Phase bedeutet, ebenso wie die Geburt nichts anderes ist als der Wiedereintritt der nicht-körperlichen Daseinsphase in die körperliche. Dem Tod mit Trauer gegenüberzutreten, und folglich durch Heilkunde den Übergang von der körperlichen zu der nicht-körperlichen Phase hinausschieben zu wollen, das wurde in den Schriften jener Philosophen buchstäblich als lächerlich dargestellt (5).

Diese antike chinesische Philosophie blieb ebenso kurzlebig wie die genannten theologischen Bemühungen, den sterblichen Menschen daran zu hindern, aus eigener Kraft und eigenem Wissen, den Tod so lange hinauszuschieben wie möglich. Und so sollten wir auch nicht überrascht sein, wenn wir erkennen, dass ungeachtet des in der Gegenwart alles beherrschenden ökologischen Zeitgeistes der Frage noch gar nicht hinreichend nachgegangen wird, ob nicht ein fundamentaler Widerspruch besteht zwischen Ökologie und Medizin, das heißt zwischen dem Willen, die Natur vor dem zerstörerischen und letztlich vielleicht tödlichen Eingriff der Spezies Mensch zu bewahren, einerseits und dem Versuch des Menschen andererseits, seine Spezies mit Hilfe der Heilkunde aus manchen existentiellen Beschränkungen herauszulösen, die die Natur allen biologischen Arten aufzuerlegen scheint.

Tatsächlich verhält sich die Medizin erklärtermaßen und in ihrem Selbstverständnis antagonistisch zu einer radikalen Ökologie. Mit Hilfe der Medizin hat der Mensch sich ein kulturelles Instrument geschaffen, das ihn zwar nicht vollständig aber doch signifikant dem natürlichen ökologischen Netzwerk entzieht.

Mit der steten Verbesserung der medizinischen Möglichkeiten beansprucht der Mensch für sich, was keiner anderen Spezies in der Natur zusteht: das ist das Recht auf späten Tod (6). Die Medizin erlaubt es dem Menschen, oder bemüht sich zumindest darum, dem Menschen behilflich zu sein, sein Leben in der vollen biologisch vorgegebenen Zeitspanne auszuleben, ohne zuvor durch Einwirkungen seiner natürlichen Feinde – zum Beispiel mancher Mikroorganismen – zu sterben.

Ganz sicherlich nicht allein, sondern als integrierter Bestandteil unserer modernen Industrie- und Technikkultur trägt die Medizin somit nicht zuletzt auch in den Ländern der Dritten Welt dazu bei, dass immer mehr Menschen auf immer kleinerem Raum immer mehr Lebensmittel und damit immer mehr Energie benötigen. Das erklärte Ziel der Medizin besteht darin, dem Menschen Leiden zu nehmen und ein Leben in Gesundheit und Wohlbefinden bis in ein hohes Alter zu gestatten. Schreiben wir die heutige Entwicklung in die Zukunft fort, so könnte allerdings das Gegenteil dieser Zielvorstellungen eintreten, das ist letztendlich die Unbewohnbarkeit der Erde im heutigen Sinn.

Doch obwohl angesichts zunehmender ökologischer Befürchtungen die Ethik der auf das Wachstum ausgerichteten industriellen und technischen Zivilisation heute zunehmend in Frage gestellt wird, so findet eine Diskussion über die Rolle der Medizin in dieser Entwicklung, das heißt über die Ethik der Medizin als solcher, praktisch überhaupt nicht statt.

Offenbar kann sich keiner derjenigen, die heute Klage führen über den ökologischen Zustand unserer Erde, vorstellen, die Ursachen dieser Entwicklung so grundlegend in Frage zu stellen, dass er oder sie nicht nur die Rücknahme der Aluminium-Getränkedose und des Automobils verlangte, sondern ganz real auch die »Rücknahme« des Faktors Mensch. Selbstmitleid und Barmherzigkeit dem leidenden Mitmenschen gegenüber zwingen uns gleichsam zu selbstbezogener Initiative und zu Hilfe-

leistung anderen gegenüber angesichts von Kranksein und der
Gefahr von frühem Tod. Um dies zu wiederholen: im Vordergrund der Diskussionen um die medizinische Ethik unserer wie
auch jeder anderen bekannten Kultur steht daher nicht die Frage,
ob Medizin ethisch sei, sondern wie Medizin ethisch sei.

Die Ethik in der Medizin

Wenden wir uns somit nun den Merkmalen der Ethik in der
Medizin zu, so stellt sich sehr bald die Frage, ob – und wenn ja
in welchem Ausmaß – die Medizin eine ihr eigene Ethik besitzt.
Vielleicht in einer Intensität wie nie zuvor ist gegenwärtig eine
öffentliche Diskussion im Gange, sind der Gesetzgeber und die
gesellschaftlichen Gruppierungen gefordert, ethische Richtlini-
en festzulegen für Probleme, die zum einen Teil so alt sind wie
die Medizin selbst, also beispielsweise Abtreibung und Sterbe-
hilfe, zu einem anderen Teil aber auch erst durch jüngste wissenschaftliche und technologische Entwicklungen in die Diskussion eingebracht wurden; ich denke hier an die neuesten
Möglichkeiten der Reproduktionsmedizin und der gentechno-
logischen Eingriffe ebenso wie an die Prioritätensetzung in der
Auswahl von Organempfängern in der Transplantationsmedizin,
an die Erforschung speziell zu diesem Zweck »gezüchteter«
menschlicher Embryonen und auch an die Erhaltung der Vital-
funktionen bei unheilbar Schwerstkranken, um nur die vielleicht
spektakulärsten Themenbereiche herauszugreifen.

Besitzt die Medizin, so möchte ich meine Frage fortsetzen, ihre
eigene interne Ethik, um in den genannten und anderen Pro-
blembereichen eigenverantwortlich richtige Entscheidungen
herbeizuführen, oder bedeutet medizinische Ethik nicht weitestgehend eine Übertragung externer ethischer Normen auf den
speziellen kulturellen Bereich des Umgangs mit Kranksein?
Diese Frage zu beantworten ist in der heutigen Zeit von herausragender Bedeutung, geht es doch darum zu klären ob es in der

weltanschaulich heterogenen Kultur der Gegenwart noch sinnvoll und möglich ist, nach der einen, für alle Bevölkerungskreise und Gruppierungen verbindlichen ethischen Norm zu streben, und damit den Strukturen der Vergangenheit verhaftet zu bleiben, als solche verbindlichen Normen einer homogeneren Gesellschaft von einer dominierenden moralischen Instanz vorgegeben wurden.

Beginnen wir unsere Erörterung des Ethos in der Medizin daher mit einer Betrachtung des Charakters und des Ausmaßes ethischer Fremd- und Eigenbestimmung des Umgangs der Heilkundigen mit dem Kranksein und den Kranken.

Im Laufe der historisch dokumentierbaren Geschichte der Medizin hat die Menschheit lediglich drei theoriefähige Grundansätze auf die Erklärung des Krankseins angewandt; sie stammen aus dem allgemein-kulturellen Bereich und stellen keine Eigenleistung der Medizin dar.

Der möglicherweise älteste Grundansatz sieht Kranksein als Ergebnis einer Einwirkung einer metaphysischen Instanz, sei es ein Ahne, der Satan oder ein Gott. Dieser Erklärungsansatz ist eingebettet in umfassendere religiöse Vorstellungen; er interpretiert Kranksein als Strafe, als Gnade oder als Prüfung und hält zur Abwehr zukünftigen Krankseins oder zur Rettung aus gegenwärtigem Leid vor allem moralisch definierte Verhaltensweisen für angebracht, die aus einem übergeordneten Ethos abgeleitet hier nun in der Bewältigung der Erfahrung körperlicher und seelischer Hilfsbedürftigkeit Anwendung finden.

Heute noch weltweit verbreitet ist die Vorstellung, der Mensch sei von Dämonen umgeben, die unbeeindruckt von Moral oder Unmoral im menschlichen Verhalten allein darauf aus sind, dem Menschen von außen her oder durch Eindringen in den Organismus zu schaden, u. a. durch Kranksein. Diese Vorstellung, aber auch die Beobachtung, dass Kranksein gelegentlich mit dem Vorhandensein etwa von Würmern in den Körperöffnungen verbunden ist, und die tägliche Erfahrung von Gewalt und Übergriff im Miteinander der Menschen und der Tiere untereinander mögen der Ausgangspunkt eines zweiten Grundansatzes in der Erklärung von Kranksein gewesen sein, das ist der ontische Ansatz. Der ontische Ansatz interpretiert Gesundheit als erfolgreiche Abwehr von Feinden, die den Menschen mehr oder weniger sichtbar umgeben. Das können heutzutage Bakterien, Viren oder andere Mikroorganismen sein; in früheren Zeiten vermutete man animalculi oder ein abstraktes Kontagion.

Die ontologische Sichtweise sieht den Menschen in dauerndem »Kampf« mit einer Vielzahl von möglichen Krankheitserregern begriffen. Medizinische Technologie und vor allem Arzneimittel gelten als »Waffen« im Kampf mit der Krankheit. Die Terminologie des ontischen Ansatzes ist militärisch; sie lässt sich über Jahrhunderte zurückverfolgen, sowohl in Europa als auch in nichteuropäischen Heilsystemen, und sie dominiert auch die populärwissenschaftliche Darstellung modernster Chemotherapie und vor allem der Immunologie.

Hier wird erneut eine Ethik sichtbar, die außerhalb des Einflussbereichs der Medizin selbst liegt, aber von außerhalb die Medizin bestimmt. Es ist dies eine Ethik des Umgangs der Menschen miteinander, eine Ethik des Umgangs mit Feinden, die wir selbstverständlich auch auf den Umgang mit denjenigen biologischen Feinden anwenden, die uns als Viren, Bakterien oder Pilze nach dem Leben trachten. Ebenso selbstverständlich wie sich der Einzelne oder der Staat mit Waffen gegen menschliche und tierische Feinde schützt und notfalls den menschlichen oder tierischen Feind aufsucht, umzingelt, angreift und tötet, so schützt uns unsere Medizin mit demselben Ethos vor dem Mikroorganismus, sucht ihn im Körper oder in der Umwelt auf, umzingelt ihn, greift ihn an und tötet ihn, wo sich dies als notwendig erweist.

Diese Ethik des Umgangs mit Kranksein hat ihre Konsequenzen; sie fordert nach einer immer detaillierteren Kenntnis des Territoriums, in dem sich der Feind Krankheit aufhalten könnte – die anatomischen Atlanten sind, in den Worten eines chinesischen Autors aus dem 18. Jahrhundert, nichts anderes als die Karten eines Feldherrn vom Kriegsschauplatz – und sie fordert nach immer wirksameren Waffen, um den Feind zu vernichten – gezielt oder mit einem Breitbandantibiotikum.

Diese Ethik des Umgangs mit Kranksein hat sich als erfolgreich erwiesen, ebenso wie der Krieg unter den Völkern ein nach wie vor taugliches Mittel zu sein scheint, um politische Ziele zu erreichen. Und so ist es auf den ersten Blick unverständlich, ja irrational, wenn ungeachtet der Wirksamkeit unserer Antibiotika und Chemotherapeutika und ungeachtet auch der Detailtreue unseres anatomischen Wissens ein zunehmender Anteil unserer Mitmenschen sich hingezogen fühlt zu einer ganz anderen Heilkunde, zu einer Heilkunde, die auf einem anderen Ethos zu beruhen scheint, zu einer Heilkunde, in der die Anatomie des menschlichen Körpers ebenso nebensächlich ist wie das Wissen um Viren und Bakterien.

Man kann sich des Eindrucks nicht erwehren, dass diejenigen Menschen, die sich seit geraumer Zeit von einer Medizin verabschieden, die von den populären Medien so dargestellt wird, als führe sie den permanenten Krieg im menschlichen Organismus, möglicherweise weitgehend identisch sind mit denjenigen Teilen unserer Bevölkerung, die sich außerstande sehen, die Ethik vor einigen Jahren etwa des Vietnamkriegs, später des Golfkriegs und jüngst eines Kriegs gegen den Irak als notwendiges und erfolgreiches politisches Unternehmen nachzuvollziehen. Diese Menschen suchen – bewusst oder unbewusst, und von Andersdenkenden nicht selten unverstanden – in ihrer ganz persönlichen Lebensform nach einem alternativen Ethos und finden dieses alternative Ethos in der Heilkunde zum Beispiel in anthroposophischen Vorstellungen oder in selektiv rezipierten und nach hiesigen Wunschbildern neu geformten Anteilen der traditionellen chinesischen Medizin.

In diesen Alternativen bietet sich nämlich der dritte Grundansatz an, den die Menschheit im Umgang mit dem Kranksein entwickelt und auch seit zwei Jahrtausenden in allen Kulturen zur Anwendung gebracht hat, das ist der so genannte System-Ansatz. Anders als der ontologische Ansatz sieht der System-Ansatz nicht den Kampf sondern die Harmonie eines großen Systems als Normalzustand an. Auch für diese Sichtweise bietet die tägliche Erlebenswelt genügend Hinweise. Der stete Ablauf von Tag und Nacht, der stete Wechsel der Jahreszeiten und vieler anderer Naturerscheinungen geben Anlass zu der Vermutung, dass alles Sein von einer großen, alles durchdringenden Ordnung umgeben ist, der es sich anzupassen gilt, um selbst auch Ordnung, d. h. Gesundheit zu genießen.

Gesundheit ist daher in dieser Hinsicht die sichtbare und fühlbare Konsequenz des Normalzustands Ordnung und Harmonie; Kranksein ist Abweichung von diesem Normalzustand. Der Erreger einer Krankheit, sei es ein Dämon oder Virus, spielt nur eine untergeordnete Rolle; er kann in den Organismus nur dann eindringen oder nur dort Schaden anrichten, wo die harmonische Einbettung des einzelnen Organismus in den umfassenderen Organismus des sozialen und physikalischen Makrokosmos bereits Schaden gelitten hat. Nicht die Suche nach mikroorganischen Feinden muss daher in diesem Ansatz im Vordergrund stehen, sondern das Bemühen, Harmonie zu erhalten oder Harmonie zu stiften.

Es sagt sehr viel über menschliche Reaktion auf das Phänomen Kranksein aus, dass dieser System- und Harmonie-Ansatz so attraktiv ist, obwohl wissenschaftlich keineswegs erwiesen ist, dass er wirksamer ist als der ontische Ansatz. Nicht die statistisch belegbare klinische Erfolgsquote bewirkt die Hinwendung vom ontologischen zum System-Ansatz. Ganz im Gegenteil:

Änderungen im Ethos zwischenmenschlicher Beziehungen eines Teils der Bevölkerung führen zu den seit geraumer Zeit zu beobachtenden Änderungen im Ethos des Umgangs mit Kranksein.

Das Vertrauen in heilkundliche Grundvorstellungen ist nicht vergleichbar mit der kühlen und rationalen Auswahl geeigneter Werkzeuge für die Bewältigung bestimmter Probleme. Die Wahl zwischen Hammer und Säge wird von der Aufgabe diktiert, die vor einem liegt. Die Bevorzugung des metaphysischen, des ontologischen oder des System-Ansatzes durch die Patienten entstammt dagegen wohl oft genug dem Bereich unbewusster Werte, und wird weniger von der Eigenart der zu behandelnden Krankheit als von dem weltanschaulichen Ethos der Handelnden bestimmt.

Wenn ich bislang allein über konzeptuelle Aspekte des medizinischen Ethos gesprochen habe, so sollte doch nicht übersehen werden, dass auch die ganz konkrete Organisation medizinischer Praxis häufig genug nicht von innen heraus erfolgen kann, sondern einer Fremdbestimmung unterliegt. Dazu einige Beispiele.

In der griechischen Antike stellte der Staat keinerlei berufsspezifische Ansprüche an den Praktiker. Wer Arzt sein wollte, durfte dies aus eigenem Antrieb ohne staatliche Einschränkungen. Der Arzt kam mit dem Staat lediglich dann in Konflikt, wenn er gegen allgemeine strafrechtliche Bestimmungen verstieß (7).

Diese Situation zu Beginn der Geschichte des ärztlichen Berufs steht in deutlichem Kontrast zu dem gesellschaftlichen Rahmen der Medizin der Gegenwart. Heute zieht der Staat von jedem Bürger Gelder ein und errichtet davon zum Beispiel Universitätsinstitute, in denen ein angehender Arzt eine sehr kostspielige Ausbildung erhält, ohne vordergründig in voller Höhe dafür zahlen zu müssen. Dies ist auch die Gesellschaft, in der der Staat mit den von allen Bürgern erhobenen Steuern kostenintensive

Krankenheilanstalten einrichtet, in denen die Ärzte eine Vielzahl von therapeutischen Möglichkeiten zur Verfügung gestellt bekommen und anwenden dürfen. Die heilkundliche Tätigkeit der Gegenwart schließlich vollzieht sich entweder in diesen Anstalten oder in Privatpraxen und wird in der Regel über ein ebenfalls vom Staat teilweise getragenes, teilweise vermitteltes Vergütungssystem honoriert.

Ein solches gesellschaftliches Umfeld, in dem der Staat als Organisation ganz erheblich in die Verteilung der Mittel unter den Staatsbürgern eingreift und in ganz wesentlichem Maße überhaupt erst die optimale Anwendung vorhandenen heilkundlichen Wissens ermöglicht, ein solches gesellschaftliches Umfeld stellt an den Arzt ganz andere Ansprüche als etwa die griechische Polis – und dies hat durchaus auch ethische Konsequenzen.

Der Arzt trägt nun nicht mehr allein gegenüber seinem Patienten Verantwortung (8), sondern ist zum Verteiler öffentlicher Leistungen geworden. Der Arzt entscheidet über den sinnvollen Einsatz knapper Mittel: wem sollen diese zugute kommen; dem unproduktiven Rentner oder dem 45-jährigen hochspezialisierten Ingenieur mit drei unmündigen Kindern? Die Mittel, über deren Vergabe der Arzt hier entscheidet, gehören nicht ihm selbst, sondern der Allgemeinheit. Müssen in dieser Situation nicht auch die Interesen der Allgemeinheit berücksichtigt werden, und wer definiert diese Interessen? Muss der Arzt die Vorgabe anerkennen, dass der Ingenieur dem Rentner vorzuziehen ist, oder gibt es auch Gründe, den Rentner dem Ingenieur vorzuziehen? Die Medizin an sich besitzt keine ethische Autonomie, solche Fragen aus sich selbst heraus zu beantworten; wohl in erster Linie der Rückgriff auf gesellschaftliche, das heißt ökonomische, Kriterien bewirkt hier rationales Handeln im Sinne einer Begründbarkeit der Normen.

Kommen wir hier noch einmal auf Viktor von Weizsäcker, den auch heute noch vielgeschätzten Autor und Anreger der psychosomatischen Medizin, und seine Vorlesungen über Allgemeine Therapie im Sommersemester 1933 zu sprechen, wo er seiner Zustimmung zu einer systematischen und, wie er meinte, wissenschaftlich fundierten Vernichtungspolitik »unwerten Lebens oder unwerter Zeugungsfähigkeit«, wie sie nun von der neuen Regierung zu erwarten sei, vor der studentischen Jugend Ausdruck verlieh. In seinen eigenen Worten: »In der konkreten Entscheidung erst zeigt sich, dass eine Sozialpolitik, die nur Erhaltungspolitik treiben will, sich einer Illusion ausliefert. ... Es wäre illusionär, ja es wäre nicht einmal fair, wenn der deutsche Arzt seinen verantwortlichen Anteil an der notgeborenen Vernichtungspolitik glaubte nicht beitragen zu können.« (9)

Die Medizin ist hier Instrument, ist Mittel, um umfassendere Gedanken einer bestimmten Weltsicht durchzusetzen. Vielleicht ist die Tatsache, dass nur so wenige Ärzte und Wissenschaftler der allen offenkundigen Vernichtungspolitik entgegentraten, auch daraus zu erklären, dass ihnen aus der Medizin selbst keine hinreichenden ethischen Richtlinien erwuchsen, die ihnen den Widerstand nahegelegt hätten. Christliche Barmherzigkeit, Vorstellungen von Humanität oder Überlegungen auf der Grundlage der Ethik Kants, die einzelne Persönlichkeiten zu einer Ablehnung etwa der Euthanasie bewegt haben mögen, enstammen übergreifenden ethischen Systemen, nicht einem inneren Ethos der Medizin selbst; sie standen zu Beginn unseres Jahrhunderts in Konkurrenz mit einem Zeitgeist, der eine Ethik hervorbrachte, die wir heute zwar als zutiefst menschenverachtend verurteilen, die jedoch seinerzeit so überzeugend war, dass sie selbst einen so nachdenklichen Arzt wie Viktor von Weizsäcker für sich einnehmen konnte.

Der einzelne Patient, der sich der Hilfe oder dem Rat des Arztes, des Heilkundigen anvertraut oder von Verwandten oder gar Behörden dem Arzt anvertraut wird, erwartet sicherlich ganz konkrete Hilfe für sein körperlich-organisches Leiden. Er erwartet im Zustande des nicht-mehr-Könnens die Rehabilitation zum möglichst wieder völlig Könnenden, oder doch den bestmöglichen Kompromiss zwischen einem andauernden Kranksein und dem unerreichbaren Idealzustand. Die Hilfe, die er sucht, mag von geeigneten diätetischen Ratschlägen zur Vermeidung eines Rückfalls über die Gewährung von Schmerzfreiheit bis hin zu einer Prothese oder gar einem künstlichen Organ reichen.

Der einzelne Patient kann möglicherweise jedoch auch Rat und Hilfe erwarten, die seine schwierige psychische oder sonstige persönliche Situation in seiner täglichen Wohn- oder Arbeitswelt in Betracht zieht, eine Situation, die ihn erst hat »krank« werden lassen. Der Patient mag fragen: »Warum habe ich eine Tuberkulose bekommen?« Ein Vater mag fragen: »Warum hat mein Töchterchen Bronchialasthma?«

Diese Fragen ließen sich vergleichsweise einfach beantworten, solange Kranksein als gottgewollt, als Ausfluss eigener Sünde oder der Sünde früherer Generationen oder schlicht als Ergebnis von Gottes unerforschlichem Ratschluss angesehen wurde. Doch zumindest seit Johann Peter Frank im 18. Jahrhundert eindrücklich in seinen vielbändigen Schriften seine Erkenntnis belegte: »Der größte Teil der Leiden, die uns bedrücken, kommt vom Menschen selbst!« (10) – spätestens seit dieser Zeit bestand für den Arzt im Abendland die ethische Verpflichtung, den menschgemachten Ursachen des Krankseins nachzuspüren und dort, wo diese erkannt sind, auf Änderung zu dringen.

Robert Koch, ein ostdeutscher Kreisarzt, behandelte die Tuberkulose nicht nur mit den damals zur Verfügung stehenden, freilich noch unzureichenden Mitteln, er ging ihren Ursachen nach und fand die Noxe, den Tuberkelbazillus. Doch hatte er damit auch die Ursache entdeckt, warum die Tuberkulose wirtschaftlich notleidende Bevölkerungsgruppen mehr, wirtschaftlich besser gestellte Bevölkerungsgruppen jedoch weniger betraf?

Genau an dieser Stelle beginnt das ethische Dilemma und beginnt auch die Festlegung ärztlicher Ethik in Eigenverantwortung: Wie weit reicht die Verpflichtung des Arztes, den Ursachen des Krankseins nachzuspüren und dort, wo diese erkannt sind oder zumindest vermutet werden, auf Änderung zu dringen? Ist der Arzt vor allem den Ansprüchen der Regierenden des Staates verpflichtet, der ihm seine kostspielige Ausbildung ermöglicht hat, der ihm teure, nur durch gesamtgesellschaftliche Subventionen finanzierbare Heil- und Forschungsstätten zur Verfügen stellt? Oder sollte sich der Arzt den Ansprüchen nur des individuellen Patienten verpflichtet fühlen, dem er in der medizinischen Sprechstunde gegenübersitzt? Oder sollte er sich den Ansprüchen eines anonymen Bevölkerungsteils verpflichtet fühlen, um dessen Leiden er nur aus der Statistik weiß, dessen Lebensqualität er aber durch Einfluss auf gesundheitspolitische Maßnahmen verbessern könnte?

Rudolf Virchow hat die ethische Verpflichtung des Arztes sehr weit gefasst; in der Tradition Johann Peter Franks bedeutete die Medizin für Virchow eine soziale Wissenschaft. Er sah die Ansprüche des Patienten so umfassend, dass der Arzt verpflichtet sei, auch das gesellschaftliche Umfeld in sein Blickfeld einzubeziehen und hier aktiv zu werden. Folgerichtig wurde er Mitglied des Reichstags (11).

Einen besonders eklatanten von vielen denkbaren ethischen Konfliktfällen, denen diejenigen Ärzte sich gegenüber sehen mussten, für die die Grenzen medizinischer und gesellschaftlicher Eingriffe fließend sind, bildete in den vergangenen Jahren die Entscheidung, welche Haltung ein Arzt angesichts der Möglichkeit einer nuklearen Auseinandersetzung oder eines nuklearen Unglücksfalls einnehmen sollte. Darf der Arzt sich damit zufrieden geben, dass er an Kursen teilnimmt, die ihm die bestmöglichen Verfahrensweisen für den Ernstfall der Katastrophe, die ihm die bestmöglichen Therapeutika gegen die Strahlenschäden in die Hand geben, oder geht die ethische Verpflichtung seines Heilauftrags so weit, dass er sich auch hier um Vorbeugung, also um vorbeugende Abschaffung der nuklearen Noxen bemühen muss?

Wir wissen, dass das Ausmaß der ethischen Verpflichtung auch in der heutigen Ärzteschaft unterschiedlich gesehen wird. Medizinische Ethik ist komplex und konkurriert in diesem Fall unmittelbar mit lebenswichtigen Interessen des Staates, dessen Organe verständlicherweise ihren eigenen Auftrag, zum Beispiel das Gesamtwesen zu verteidigen, in den Vordergrund stellen.

Der Anspruch des Patienten an den Arzt, ihm nicht nur Hilfe im Krankheitsfall sondern mittels seines Wissens möglichst auch Schutz vor drohender Gefährdung zu gewähren, wird ergänzt durch den Anspruch auf Schutz, den der Leidende, wenn er denn einmal in den Zustand der Hilfsbedürftigkeit gekommen ist, vor dem Zugriff solcher Mitmenschen oder Instanzen bedarf, die seine Lage ausnützen können.

Dieser Aspekt ist so alt wie die Geschichte der Medizin selbst und er erneuert sich fortwährend in bislang ungeahnten Varianten. Schon der sogenannte Eid des Hippokrates enthielt das Versprechen: »Was ich bei der Behandlung sehe und höre oder auch außerhalb der Behandlung im Leben der Menschen, werde ich, soweit man es nicht ausplaudern darf, verschweigen, indem ich derartiges für unaussprechlich ansehe.« (12)

Seitdem hat sich nichts daran geändert, dass der Arzt in seiner Beziehung zu einem Patienten Informationen erhält, die diesem schaden könnten, wenn sie bekannt würden. Doch, so müssen wir heute fragen, wie weit gilt die Schweigepflicht des Arztes heute noch? Der Arzt nimmt gegenwärtig eine sehr andere gesellschaftliche Position ein, und steht somit auch in einem sehr anderen Geflecht sozialer Verpflichtungen, als zu Zeiten der Niederschrift des Eides des Hippokrates.

Solche neuartigen Verpflichtungen bestehen beispielsweise gegenüber den Lebensversicherungen. Lebensversicherungen nehmen für sich ein Recht in Anspruch zu erfahren, wie es um die Gesundheit eines Antragstellers steht. Die Schweigepflicht ist den Lebensversicherungen gegenüber aufgehoben. Arbeitgeber nehmen für sich ein Recht in Anspruch, über die Gesundheit neu einzustellender Arbeitnehmer informiert zu werden. Wem ist der Werks- oder Vertrauensarzt mehr verpflichtet, dem Arbeitgeber oder dem individuellen Arbeitnehmer? Hat nicht die Bevölkerung ein lebenswichtiges Interesse daran zu erfahren, ob Politiker in zentralen Positionen körperlich und seelisch gesund sind, damit sie unter Umständen, etwa im Verteidigungsfall, auch schwersten Entscheidungsbelastungen gewachsen sind? Muss ein Kandidat nicht um seine Wiederwahl fürchten, wenn die Öffentlichkeit von seinem Alkoholismus oder von seinen depressiven Phasen erfährt? Wo beginnt demnach die Pflicht des Arztes, die Öffentlichkeit aufzuklären, und wieweit reicht die Schutzbedürftigkeit des Individuums?

Der Arzt wird angesichts solcher Fragen vor ethische Entscheidungen gestellt, die nicht mit einer einzigen gültigen Maßgabe nach Art des hippokratischen Eides auf ewig festgelegt werden können, sondern die den sich wandelnden gesellschaftlichen und wissenschaftlichen Bedingungen entsprechend immer wieder neu gefällt werden müssen.

Da die Analyse des genetischen Codes eines jeden einzelnen Menschen bereits in den Bereich des Denkbaren gerückt ist, ist auch schon die Frage aufgetaucht, ob die Kenntnis des genetischen Profils eines Individuums dessen Privatsache bleiben darf oder nicht doch die Interessen der Öffentlichkeit berührt und somit einen ganz entscheidenden Einfluss auf die Lebensplanung dieses Individuums auch seitens Dritter haben wird.

Was ist der Unterschied, so wird man argumentieren können, zwischen jemandem, der blind geboren wurde, und daher nicht zu einer Pilotenausbildung zugelassen wird, und einem anderen, der mit einem genetischen Code geboren wurde, der anzeigt, dass der Betreffende mit hoher Wahrscheinlichkeit in einem bestimmten Alter eine bestimmte Krankheit entwickeln und somit für bestimmte Berufe nicht in Frage kommt, da sich hier die in seine Lebensplanung investierten Ausbildungskosten voraussichtlich nicht amortisieren werden? Bei dem Blinden liegt die Einschränkung der Möglichkeiten offen zutage, und es ist eine reale Einschränkung; bei dem genetischen Code ist die Einschränkung verborgen, und es handelt sich um eine statistisch errechenbare Möglichkeit.

So ist voraussehbar, dass es zunächst einen gesellschaftlichen Konsens geben wird, ganz bestimmte Laufbahnmöglichkeiten nur solchen Individuen zu eröffnen, die bereit sind, ihren genetischen Code – selbstverständlich freiwillig – offenzulegen. Dies mögen hochspezialisierte Laufbahnmöglichkeiten sein, die mit einer sehr kostenintensiven und gesellschaftlich subventionierten Ausbildung nur weniger Individuen verbunden sind, und man wird argumentieren können, dass niemand gezwungen ist, diese Ausbildung zu durchlaufen und die entsprechende Karriere einzuschlagen. Es wird sodann der Gegenstand von Verhandlungen werden, wieweit sich die Pflicht zur Offenlegung des genetischen Codes auch auf weitere Bereiche ausdehnen lässt, bis schließlich ein Gleichgewicht gefunden ist zwischen den wohl vor allem ökonomisch bedingten Interessen staatlicher oder privatwirtschaftlicher Instanzen einerseits und dem Schutzbedürfnis derer andererseits, die zwar mit einem statistisch gesehen riskanten genetischen Code ausgestattet sind, aber dennoch Zugang zu möglichst unbeschränkter Lebensplanung beanspruchen.

Weite Bereiche der medizinischen Ethik, das soll auch dieses Beispiel zeigen, sind verhandlungsfähig und wohl auch verhandlungsbedürftig.

Eng verbunden mit der Frage der Verschwiegenheit ist ein weiterer zentraler Aspekt ärztlicher Ethik, das ist das Vertrauen des Einzelnen und auch der allgemeinen Öffentlichkeit in den Arzt. Seit der Mensch die Aufgabe des Heilens aus den Händen der Götter und ihrer irdischen Priester in die eigene Verantwortung übernommen hat, sieht der Patient im Arzt immer auch sich selbst, also den Menschen mit allen seinen Schwächen. Daher ist die Geschichte der Medizin immer auch von Angst und Zweifel und Misstrauen gegenüber den Beweggründen und Handlungsweisen der Ärzte begleitet gewesen. Diese Ängste und diese Zweifel waren nicht selten berechtigt (13), und so muss man die Entwicklung ethischer Kodizes auch vor dem Hintergrund sehen, dass es im Interesse des Arztes ebenso wie im Interesse des Patienten liegt, das immerwährende Misstrauen gegenüber den Motiven und gegenüber der Durchführung ärztlicher Tätigkeit durch Vertrauen zu ersetzen.

Das Vertrauen, das heute dem Arzt entgegengebracht wird, bestand in der Antike sicherlich nicht. Die Klientel des Arztes des griechischen Altertums konnte beispielsweise nicht davon ausgehen, dass ein Praktiker zumindest einen akzeptablen Grundstandard an Kunstfertigkeit besaß und auch unbeschadet der Höhe des Honorars anzuwenden bereit war. Daher war es üblich, vor Beginn einer Therapie einen Vertrag zu schließen, in dem der angestrebte therapeutische Erfolg und die dafür angemessene Entlohnung festgehalten wurden (14). Das Ergebnis ärztlicher Tätigkeit war das einzige Bewertungskriterium, das die Öffentlichkeit besaß; erst seit dem 19. Jahrhundert ist die Durchführung einer Therapie in den Vordergrund der Bewertung gerückt; diese Bewertung der Durchführung kann freilich nur von fachlich ausgebildeten Kollegen erwartet werden, und wenn heutzutage die Öffentlichkeit und die Rechtsprechung sich dieses Kollegenurteil in aller Regel zueigen machen, so bedingt dies ein grundsätzliches gesellschaftliches Vertrauen in den Ärztestand an sich, das es im Altertum eben noch nicht gab.

Das älteste erhaltene Dokument, welches die Pflichten des Arztes und damit die Ethik, an der er sein Handeln ausrichtet, systematisch in Worte fasst und auf diese Weise um Vertrauen wirbt, ist der bereits mehrfach angesprochene *Eid des Hippokrates*. Inwieweit dieser so genannte Eid des Hippokrates für eine größere Gruppe von griechischen Ärzten der Antike repräsentativ war, ist heute nicht mehr feststellbar; wir wissen auch nicht, wer dieses Gelübde verfasst hat und wann dies geschah (15).

Ein Dokument wie den Eid des Hippokrates gibt es heute nicht mehr. Auch das Genfer Ärztegelöbnis von 1948, das noch sichtbar unter dem Eindruck der Ereignisse während der NS-Zeit formuliert wurde, wird der heutigen Zeit keineswegs gerecht (16). Wie, so mag man fragen, sollte kodifizierte medizinische Ethik in Zukunft aussehen?

Der Eid des Hippokrates entsprach noch keineswegs der heutigen Notwendigkeit, zwischen den Interessen einer heterogenen Gesellschaft und des Staates, des einzelnen Patienten und der Ärzte ausgleichen zu müssen. Der Eid des Hippokrates und alle seine Nachfolger berücksichtigen weder die Verteilungssituationen angesichts knapper Ressourcen noch die Forschungsbelange der Wissenschaft; sie berücksichtigen die Interessen der Patienten nur unzureichend und vermitteln keinerlei Maßgaben für so problematische Bereiche wie den Umgang mit schwerstgeschädigten Neugeborenen. Und sie berücksichtigen auch nicht die Problematik der Existenz unterschiedlicher heilkundlicher Grundansätze in der Bevölkerung, und somit auch in dem Verhältnis von Arzt und Patient. Alle bisherigen Eide, Gelöbnisse und Kodizes sind schließlich in Situationen verfasst worden, in denen man noch davon ausgehen konnte, dass ein ganz bestimmtes Ethos das richtige sein müsse.

Die Medizin ist heute vielschichtiger als in der Vergangenheit. Auf der einen Seite bleibt sie wie eh und je der Zufluchtsort der Kranken. Auf der anderen Seite ist sie auch ein regelrechter

Dienstleistungsbetrieb, der zum Beispiel in der Reproduktionsmedizin Aufgaben erfüllt, die in früheren Jahren nicht unter die
Kategorie Behandlung von Kranksein fielen. Die Situation ist
zusätzlich kompliziert durch die Tatsache, dass die Bevölkerung
keinen weltanschaulichen Grundkonsens mehr in dem Sinne
unterstützt, dass eine von allen weitgehend anerkannte Institution existierte, wie in früheren Jahrhunderten die christliche Kirche, deren Repräsentanten a priori berechtigt waren, der Medizin von außen her ethische Maßgaben aufzuerlegen.

Die Kirchen erheben auch weiterhin und mit vollem Recht ihre
Stimme, doch sie sind nicht mehr allein. Die Juristen reden ein
gewichtiges Wort mit und selbstverständlich auch nicht-ärztliche
Bio-Wissenschaftler, die sich für die Entwicklung der Lebens-
wissenschaften in die eine oder andere Richtung aussprechen.
In der pluralistischen Gesellschaft der Gegenwart, die bereits
seit langem eine kulturell heterogene Gesellschaft ist, hat es den
Anschein, als müsse die Ethik in der Medizin für jede einzelne
umstrittene Eingriffsmöglichkeit durch intensive Verhandlungen aller Beteiligten festgelegt werden. Wie schwierig, ja vielleicht unmöglich dieser Vorgang ist, sehen wir an den offenbar
niemals endenden Kontroversen um den § 218.

Die Tatsache, dass die Kultur unserer Zivilisation von zunehmender Heterogenität gekennzeichnet wird, hat noch keinen
Eingang in die entsprechenden Diskussionen gefunden. Nach
wie vor gehen wir davon aus, dass es eine letzte gültige Ethik
gibt, während in Wirklichkeit die Ethik der gesellschaftlich
stärksten Gruppierung die Oberhand gewinnt und weltanschaulich Andersdenkenden unter Strafandrohung vorgegeben
wird.

In einer solchen Situation, in der die Medizin nicht erwarten
kann, gleichsam von außen eindeutige Richtlinien ethisch ein-
wandfreien Handelns zu erhalten, muss sich die Ärzteschaft ihrer
ureigensten Ziele bewusst werden und auf der Grundlage ihrer

eigenen Zielsetzung die Entscheidung für oder wider bestimmte Entwicklungen und therapeutische Möglichkeiten treffen. Die
Forschung mit embryonalen Stammzellen und das therapeutische Klonen sind zwei Beispiele, an denen die Notwendigkeit
der Medizin, ihre eigenen Ziele zu verfolgen und eine eigene
Ethik zu rechtfertigen, deutlich sichtbar ist.

Ich möchte zum Schluss kommen. Die Medizin ist ein höchst
kompliziertes kulturelles Gebilde, eingebunden in vielerlei
Wertvorgaben unterschiedlichster normativer Ebenen. Fremdbestimmung und Eigenverantwortlichkeit medizinischer Ethik
sind kaum von einander zu trennen. Nur auf der Grundlage eines
Verständnisses dieser komplexen Zusammenhänge können wir
Lösungen für die einzelnen anstehenden Probleme erörtern.
Dabei mag es sich als vorteilhaft erweisen, von Fall zu Fall zu
entscheiden, ob die Ethik einer bestimmten Weltanschauung
dominieren sollte, ob durch Verhandlungen eine Konsensethik
anzustreben ist, oder aber ob in bestimmten Bereichen eine mul-
tiple Ethiksituation vorstellbar ist, indem weltanschaulichen
Gruppen die Möglichkeit gegeben wird, ihr jeweils unterschied-
liches Ethos auch im Umgang mit dem Kranksein und den Kranken durchaus legitim in die medizinische Praxis umzusetzen.

Literatur

1 Ackerknecht EH (1964) Zur Geschichte der medizinischen Ethik. Praxis
  17: 579
2 White A (1897) The history of warfare of science with theology. New York.
  Von Harnack A (1892) Medicinisches aus der Ältesten Kirchengeschichte.
  In: von Gebsattel O, von Harnack A (eds) Texte und Untersuchungen zur
  Geschichte der Altchristlichen Literatur 8: 37–147. Hempel J (1965) Heilung als Symbol und Wirklichkeit im biblischen Schrifttum. Göttingen, p 284
3 White A (1897) pp 55–60
4 ebenda, pp 62–63
5 Bauer W (1971)China und die Hoffnung auf Glück. München, pp70–71
6 Unschuld PU (1989) Natur und Heilkunde, Partner oder Widersacher? In:
  Schubert V (ed) Was lehrt uns die Natur? Die Natur in den Künsten und
  Wissenschaften. St. Ottilien, pp 346–347

7 Krug A (1984) Heilkunst und Heilkult. Medizin in der Antike. München, pp 190–195

8 Kerber W ((1982) Über die Wertunsicherheit in Medizin und Gesellschaft – Humanere Medizin durch medizin-ethische Lehrveranstaltungen: welchen Beitrag kann die Theologie leisten? Z Allg Med 58: 139

9 von Weizsäcker V. Die soziale Krankheit. In Achilles P et al (eds), Viktor von Weizsäcker. Gesammelte Schriften. Frankfurt/M, pp 323–324. Zitiert in Wuttke W (1992) Ideologien der NS-Medizin. In: Pfeiffer J (ed) Menschenverachtung und Opportunismus. Zur Medizin im Dritten Reich. Tübingen, p 159

10 Lesky E, Frank JP (1960) Akademische Rede vom Volkselend als der Mutter der Krankheiten. Leipzig, pp 21

11 Unger H (1953) Virchow. Ein Leben für die Forschung. Hamburg, pp 224–226

12 Übers. mod. nach Müri M (1962) Der Arzt im Altertum. München, p 9

13 z.B. Kaiser W (1985) Zu Problemen der ärztlichen Ethik im 18. Jahrhundert. In: Kaiser W, Volker A (eds) Ethik in der Geschichte der Medizin und Naturwissenschaften. Halle-Wittenberg, pp 65–66

14 Krug (1984), pp 190ff

15 Edelstein L (1943) The Hippocratic Oath. Baltimore. Zitiert nach Krug (1984) 188–190

16 Vgl. Wunderli J (1977) Dokumentation. In: Wunderli J, Weißhaupt K (eds) Medizin im Widerspruch. Olten und Freiburg i. Br., pp 242ff; hier besonders Paragraph 7: »Ich werde es nicht zulassen, dass sich religiöse, nationale, rassische, Partei- oder Klassen-Gesichtspunkte zwischen meine Pflicht und meine Patienten drängen.«

Berufsständische und gesellschaftspolitische Aspekte

Heilwissenschaft und Heilkunde in der Medizin

Die Medizin besitzt einen eindeutigen Auftrag. Ihr Zweck besteht seit mehr als zwei Jahrtausenden darin, den jeweils zeitgemäßen Stand der Naturwissenschaften zu nutzen, um das Wesen von Krankheiten zu erkennen und auf der Grundlage dieses Wissens Kranksein vorzubeugen, zu lindern oder im Idealfall zu heilen. Da die naturwissenschaftlich begründeten Therapien diesem Ziel bislang nur in begrenztem Maße genügen konnten, haben die Ärzte stets auch wissenschaftlich nicht begründete Verfahrensweisen verwendet, die ihre Berechtigung aus traditionellem Brauchtum oder aber neuartigen Vorstellungen zum Wesen des Krankseins herleiten. Die somit unvermeidliche Heterogenität einer Heilkunde ist allgegenwärtige Realität. Sie kennzeichnet die Ausbildung in den medizinischen Fakultäten der Universitäten ebenso wie die tägliche Praxis in Krankenhäusern oder den Behandlungsräumen niedergelassener Ärzte.

Um mit eindeutigen Begriffen zu arbeiten, werden wir im Folgenden zwischen einer medizinischen Heil*wissenschaft* (das sind die naturwissenschaftlich begründeten Therapien und deren theoretische Grundlagen) und einer medizinischen Heil*kunde* (das sind die – bislang oder generell – nicht naturwissenschaftlich begründbaren Therapien und deren zugrunde liegende Ideengebäude) unterscheiden. Diese Unterscheidung beinhaltet a priori keine Wertung.
Während eine mehr oder weniger exakte definitorische Abgrenzung der medizinischen Heilwissenschaft zumindest vorstellbar ist, sind die Grenzen etwa einer sinnvollen medizinischen Heil-

kunde fließend und kaum zu fassen. Ob die Akupunktur, ob eine
Massage, die Bach-Blütentherapie, oder ein Kupfergitter unter
der Matratze als sinnvoll oder nicht eingeschätzt werden können, entzieht sich solange allgemein gültigen Kriterien der Beur-
teilung, wie keine quantifizierbaren Wirkungen feststellbar sind
und somit eine Einbindung in die medizinische Heilwissenschaft
ausgeschlossen ist. Somit ist es auch kaum möglich, der Medizin
klare Regeln vorzuschreiben, welche Arten von medizinischer
Heilkunde dem in § 2 Abs. 1, Satz 3 SGB V angesprochenen »allgemein anerkannten Stand der medizinischen Erkenntnisse entsprechen und den medizinischen Fortschritt berücksichtigen«,
um in den Leistungskatalog der GKV aufgenommen zu werden.

Nun lehrt die Medizingeschichte jedoch, dass ein Großteil der
Patienten, die sich einer Behandlung mittels medizinischer Heilkunde anvertrauen, erfolgreich therapiert werden kann, ohne
dass sich solche Heilerfolge generell lediglich auf einen Plaze-
boeffekt zurückführen ließen. Es bestehen daher gute Gründe
für den Arzt, in seiner Tätigkeit auch Verfahren medizinischer
Heilkunde zu berücksichtigen und gegebenenfalls in Übereinstimmung mit den Patienten solche Verfahren auch therapeutisch einzusetzen. In Deutschland ist hier insbesondere die
Homöopathie zu nennen. Neuerdings sind die chinesische Akupunktur und Verfahrensweisen des indischen Ayurveda als
besonders medienwirksame außereuropäische Ergänzung medizinischer Heilkunde hinzugekommen. Unzählige weitere Ein-
zelmaßnahmen oder auch durch umfassendere Ideensysteme
legitimierte Therapiemöglichkeiten stehen Ärzten und Patienten heute zur Verfügung und vermitteln dem Heilwesen den Charakter eines in seinen weltweit aus Europa und Übersee, aus
Geschichte und Gegenwart eingeholten Angeboten unüber-
schaubaren Supermarktes.

Die Verwendung sowohl heil*wissenschaftlicher* als auch heil-
kundlicher Therapieverfahren in der Medizin wirft die Frage
nach deren Finanzierung auf. Das solidarische System der GKV

wurde gegen Ende des 19. Jahrhunderts eingeführt. In der Folgezeit bildete sich eine weitgehende Übereinstimmung dahingehend aus, dass allein heilwissenschaftliche Therapieverfahren, also solche, deren Wirkungsweise man naturwissenschaftlich nachweisen zu können glaubte, von den gesetzlichen Krankenversicherungen finanziert werden sollten. Diese Beschränkung hatte ihre guten Gründe. Solidarität ist nicht endlos dehnbar. Das ursprüngliche System der gesetzlichen Krankenversicherung. war von dem Prinzip geprägt, die von den Beitragszahlern eingezogenen Geldmittel rational an Bedürftige weiterzuleiten. Rational bedeutet hier: nachvollziehbar. Das Kriterium der Nachvollziehbarkeit bewirkt, dass der Beitragszahler die gesetzliche Verpflichtung, seine Geldmittel in die Solidargemeinschaft einzubringen, so lange als hilfreich und notwendig akzeptiert, wie er in dem Bewusstsein lebt, dieses Geld werde an anderer Stelle verantwortungsvoll verwendet.

Vor wenigen Jahren hat ein Urteil des Bundesverfassungsgerichts dieses Grundprinzip ohne Not aber mit gravierenden finanziellen und möglicherweise auch psychologischen Folgen außer Kraft gesetzt. Es ist nicht auszuschließen, dass bei den Beitragszahlern der Eindruck entsteht, ihr mühsam verdientes und zu einem hohen Prozentsatz an die gesetzlichen Krankenkassen abgeführtes Geld werde nicht in jedem Falle sinnvoll, das heißt, für jeden nachvollziehbar ausgegeben. Für jeden nachvollziehbar sind aber allein solche Therapien, die auf dem einzigen Ideensystem gründen, das jedes Mitglied der Gesellschaft teilt. Dies sind die modernen Naturwissenschaften Chemie, Physik, Biologie und die daraus erwachsenen Technologien. Für jeden nachvollziehbar sind auch die eindeutig statistisch nachweisbaren Bezüge zwischen Eingriff und Wirkung, wenn die eigentliche Wirkweise unbekannt ist. Jeder Mensch, der morgens das Licht anknipst, zum Frühstück ein Glas frische Milch zu sich nimmt und mit dem Fahrrad, mit der Straßenbahn oder mit einem Kraftfahrzeug zur Arbeit oder in die Freizeit fährt, zeigt damit, dass er auf das allgemeine Erklärungsmodell von Naturwissenschaf-

ten und Technologie vertraut. Kein anderes Paradigma bietet die
Möglichkeit, das Licht anzuknipsen, ein Glas frische Milch am
Morgen aus dem Kühlschrank zu nehmen, oder ein Fahrrad, eine
Straßenbahn oder gar ein Kraftfahrzeug in Bewegung zu setzen.
Kein Mensch kann sich den modernen Naturwissenschaften entziehen. Sie bieten das einzige »allgemein anerkannte« Erklä-
rungs- und Handlungsmodell der Gegenwart und der vorher-
sehbaren Zukunft. Die aus den Naturwissenschaften abgeleiteten Therapieverfahren sind daher für jedermann nachvoll-
ziehbare, sind also »allgemein anerkannte« rationale Therapieverfahren. Wir nennen sie daher heil*wissenschaftliche* Verfahren.

Anders steht es mit Therapieverfahren, die sich aus solchen Ideensystemen legitimieren, die nur einem Teil der Bevölkerung
nachvollziehbar sind und daher auch nur einem Teil der Bevölkerung rational erscheinen. Da keines dieser Therapieverfahren
von der Allgemeinheit anerkannt ist, sprechen wir hier von einer
Binnensicht. Von den unterschiedlichen Religionen bis hin zu
dem der Homöopathie zugrunde liegenden Prinzip »Gleiches
mit Gleichem zu heilen«, von den tri-dosa-Lehren des indischen
Ayurveda bis hin zu den Yinyang- und Fünf-Phasen-Lehren der
konfuzianischen Medizin gibt es eine weite Bandbreite von Ideensystemen, deren Rationalität und Sinnhaftigkeit sich nur
einem Teilbereich der Bevölkerung erschließt. Die aus diesen
Ideensystemen einer »Binnensicht« abgeleiteten Therapieverfahren sind in der Regel heil*kundliche* Verfahrensweisen. Es
kommt vor, dass ihre Wirksamkeit in Einzelfällen oder begrenz-
ten Teilbereichen naturwissenschaftlich oder zumindest statis-
tisch-empirisch bestätigt werden kann. Die Folge ist die Übernahme solcher Teilbereiche aus der Binnensicht medizinischer
Heilkunde in den allgemein anerkannten Kanon der Heilwissenschaften.

GKV-Leistungen und IGeL-Leistungen als komplementäre Bestandteile der Gesundheitsfürsorge

Therapieverfahren, deren Rationalität allein in der Binnensicht eines bestimmten Bevölkerungsteils anerkannt ist, sollten auch weiterhin allein von diesem Bevölkerungsteil finanziert werden, nicht durch das Solidarsystem. Binnensicht verlangt Binnenfinanzierung. Solidarität in der Finanzierung von medizinischen Leistungen ist ein hohes Gut unserer Gesellschaft. Es ist in kaum einer anderen Gesellschaft so weit entwickelt und gesamtgesellschaftlich akzeptiert worden wie in Deutschland. Um dieser Solidarität auch weiterhin die Grundlage einer allgemeinen Akzeptanz zu sichern, sollte das Leistungsspektrum der GKV auf absehbare Zeit, um den in §2 SGB V niedergelegten Kriterien zu entsprechen, allein solche ärztlichen Leistungen finanzieren, die sich aus der medizinischen Heil*wissenschaft* herleiten lassen. In diesem Zusammenhang ist festzuhalten, dass es allein in der Kompetenz des Arztes liegen kann festzulegen, welche heilwissenschaftlichen Therapien im Laufe einer jeden individuellen Behandlungsepisode angemessen sind. Der GKV obliegt es allein, der Weisung der Ärzte zu folgen, und nicht umgekehrt. Es ist durchaus richtig, dass ärztliche Kontrollmechanismen darüber wachen, ob diese Angemessenheit immer gegeben ist. Es ist aber abzulehnen, dass nicht-ärztliche Instanzen den Ärzten gleichsam eine Vorentscheidung aufzwingen, indem sie manche naturwissenschaftlich oder zumindest empirisch legitimierte Therapiemöglichkeiten als Kassenleistungen definieren, andere aber nicht.

Alle Leistungen, die auf der Grundlage einer medizinischen Heilkunde erfolgen, könnten im Einvernehmen von Arzt und Patient als »individuelle Gesundheitsleistungen« erfolgen. Mit dieser Begriffsbestimmung lässt sich auch der Mangel beheben, die so genannten IGeL-Leistungen allein negativ als »Nicht-GKV-Leistungen« zu identifizieren. So wie medizinische Heil*wissenschaften* und medizinische Heil*kunde* ein unauflösbares

Paar bilden, ist es auch sinnvoll, GKV-Leistungen und individuelle Gesundheitsleistungen als zwei notwendige Teile einer vollständigen Gesundheitsfürsorge anzusehen. Dabei steht es jedem Individuum frei zu bestimmen, welche Gewichtung der beiden Teile den Vorrang erhalten soll. Arzt und Patient entscheiden in freier Meinungsbildung, welche Leistungen in einer Therapie einzusetzen sind.

Die Realität sieht anders aus. Die Trennung von Heilwissenschaft und Heilkunde findet in der praktizierten Medizin nicht statt. Die Krankenkassen finanzieren therapeutische Maßnahmen aus beiden Bereichen. Die im Rahmen der Gesundheitsreform zu Beginn des Jahres 2004 eingeführte Trennlinie zwischen verschreibungspflichtigen und nicht verschreibungspflichtigen Medikamenten ist medizinisch unsinnig.

Durch die gegenwärtige Vereinnahmung und somit Reglementierung von Heilwissenschaft und Heilkunde durch die GKV verliert die Ärzteschaft zunehmend die Freiheit, ihrem fachlichen Wissen entsprechend und dem ärztlichen Ethos gemäß dort, wo es angebracht ist, mit den Patienten in einen Dialog zu treten und die allein aus diesem Dialog resultierenden therapeutischen Schritte einzuleiten. Um dies zu verstehen, bedarf es eines Rückblicks in die Geschichte des ärztlichen Berufs und des ärztlichen Ethos.

Der ärztliche Beruf und seine Vertrauensstellung in der Gesellschaft – legitimierende Faktoren

Der Arzt ist der Experte, den man zu Rate zieht, wenn die eigenen Möglichkeiten der Vorbeugung, Linderung oder Therapie von Kranksein unzureichend oder erschöpft sind. Der Arzt ist aber auch der Ratgeber etwa der Behörden, die dazu berufen sind, von der Bevölkerung Gefahren für die Gesundheit abzuwehren oder größere Gesundheitsprobleme, die in der individuellen Arzt-Patienten-Beziehung allein nicht zu beheben sind, zu bewältigen. Dieses in aller Kürze skizzierte Arztbild ist keinesfalls von Anbeginn der Geschichte oder in alle Ewigkeit festgeschrieben. Gesellschaftliche Veränderungen, die Fortentwicklung ärztlichen Wissens und Könnens, wirtschaftliche Bedingungen und andere Außenfaktoren mehr haben in den vergangenen zwei Jahrtausenden einen steten Einfluss auf die Stellung des Arztes in der Gesellschaft ausgeübt und werden diesen Einfluss auch weiterhin ausüben.

Wer den Arztberuf ergreift, mag davon überzeugt sein, dass die ärztliche Tätigkeit besondere Anforderungen an Verantwortungsbewusstsein, Sorgfalt und Wissen stellt und dass folglich eine materielle Entlohnung angemessen ist, die den Arzt über den Durchschnitt der Bevölkerung stellt. Er sollte sich bewusst sein, dass eine solche herausgehobene Entlohnung und gesellschaftliche Stellung nicht selbstverständlich sind oder aus der »hehren und oftmals ebenso aufopferungswilligen wie verantwortungsreichen ärztlichen Tätigkeit« automatisch abgeleitet werden. Eine aus Sicht der Ärzte angemessene, weil der besonderen Verantwortung entsprechend überdurchschnittliche Entlohnung ist allein durch erfolgreiche standespolitische Auseinandersetzung mit solchen gesellschaftlichen Kräften zu erreichen, die mit der Ärzteschaft um die Kontrolle über gesellschaftlichen Einfluss und die Verteilung materieller Mittel konkurrieren.

In ihren historischen Anfängen glich die Berufsausübung des Arztes der eines Handwerkers. Der Arzt wurde, wie jeder andere Handwerker auch, in der Regel allein nach dem Ergebnis seiner Tätigkeit beurteilt. Keine staatliche oder behördliche Instanz regelte den Berufszugang. Jeder konnte sich als Heiler ausgeben und seine Dienste anbieten. Nur die eigenen Fähigkeiten und der persönliche Ruf, den er sich durch erfolgreiche Therapien erwarb, verhalfen einem Arzt regional oder gar überregional zu Wertschätzung. Die Entlohnung orientierte sich dennoch an dem Heilerfolg; sie vergütete nicht die Heiltätigkeit an sich.

Das ist heute anders. Für die Bewertung einer ärztlichen Tätigkeit steht die standardmäßige Durchführung eines Eingriffs im Vordergrund. Wir gehen davon aus, dass es ein neuestes und darum bestes Wissen und daraus abgeleitete Vorgehensweisen gibt, die jeder Arzt in seiner Praxis anzuwenden verpflichtet ist. Wir sprechen nur noch in wenigen Ausnahmen von dem Arzt X, der eine besondere Fähigkeit besitzt, etwa Sportverletzungen zu behandeln oder ein bestimmtes Organ zu transplantieren. In der Regel heißt es, man »geht zum Arzt« oder »holt einen Arzt«. In dieser Wortwahl spielt die Vorstellung mit, jeder Arzt repräsentiere das Wissen seiner Berufsgruppe auf mehr oder weniger gleichem Niveau und sei daher mehr oder weniger in gleichem Maße vertrauenswürdig.

Das allgemeine Vertrauen nicht nur in einzelne Arztpersönlichkeiten, sondern in die Vertrauenswürdigkeit der Berufsgruppe insgesamt ist unabdingbar für die selbstverantwortliche ärztliche Tätigkeit und für die gesellschaftliche Akzeptanz des ärztlichen Eingriffs in die körperliche und soziale Intimsphäre seiner Patienten. Dieses Vertrauen zu erlangen war ein historisch langwieriger Prozess. Die Verallgemeinerung von Vertrauen und somit Wertschätzung lässt sich auf einige entscheidende historische Entwicklungen zurückführen. Im Zentrum stehen ein standardisierbares Wissen, eine Selbstaufsicht im Auftrag der Gesellschaft und schließlich die Herausbildung einer medizinischen Ethik.

Ärztliches Wissen und Berufsaufsicht

Die heute selbstverständliche behördliche Aufsicht über den Berufszugang und die Berufsausübung war erst zu einem Zeitpunkt möglich, da die Gesamtheit der Ärzteschaft, oder doch der allergrößte Teil, sich bereit gefunden hatte, naturwissenschaftlich begründetes Wissen und Handeln als einzigen Maßstab einer kompetenten ärztlichen Tätigkeit wenn schon nicht immer anzuwenden, dann doch zumindest anzustreben. Seitdem wachen staatliche Institutionen in enger Zusammenarbeit mit ärztlichen Standesorganisationen über die Ausbildung der Ärzte auf höchstem Niveau und kontrollieren über Staatsexamina die Qualität derer, die den Beruf ausüben dürfen. Unterschiede in der Qualifikation sind dennoch unvermeidbar, treten jedoch hinter dem Bild einer grundsätzlichen Berechtigung zur Berufsausübung zurück. Nur die konsequente Fortentwicklung der einstigen Heilkunde zu einer Heilwissenschaft ermöglichte diese Entwicklung, die dann wiederum die Grundlage wachsenden gesellschaftlichen Vertrauens bildete. Wer die Heil*wissenschaft* als Arzt zugunsten einer Heil*kunde* verlässt, leitet langfristig eine Entwicklung des Vertrauensverlusts ein, da sein Wissen und somit sein Handeln nicht mehr standardisierbar und somit nicht mehr überprüfbar sind.

Auf den ersten Blick mag die staatliche Reglementierung wie ein Verlust der Berufsgruppe an Selbstbestimmung erscheinen. Tatsächlich ist es jedoch so, dass die Einbindung der Gruppe in eine staatliche Ausbildungs- und Prüfungsordnung der Berufsgruppe insgesamt erst die Möglichkeit eröffnete, sich als Träger eines einzigartigen und gesellschaftlich legitimierten Wissens zu erkennen zu geben. Nicht jedes Wissen eignet sich für eine Einbindung in eine staatliche Ausbildungs- und Prüfungsordnung. Zwar hat es in Europa bereits seit mehr als einem halben Jahrtausend Universitäten mit medizinischen Fakultäten gegeben, doch den Durchbruch brachte erst die bedingungslose Übernahme eines naturwissenschaftlich legitimierten Wissens vom Organismus und seinen gesunden wie kranken Zuständen im 19. Jahrhundert. Es war der Verzicht auf alle Elemente einer Binnensicht und die alleinige Anerkennung einer allgemein zugänglichen, quantifizierenden Welt- und Körpersicht, die es der Gesamtgesellschaft ermöglichten, den Ärzten ein Höchstmaß an Vertrauen entgegenzubringen und ihnen als Gruppe den sozialen Status einzuräumen, der der Ärzteschaft über mehr als 100 Jahre, bis zum Ende des 20. Jahrhunderts, in eine gesellschaftliche Spitzenposition verhalf. Entscheidend waren für diese Entwicklung im 19. Jahrhundert sicherlich vereinzelte therapeutische Erfolge der neuen, quantifizierenden Welt- und Körpersicht. Zu nennen wäre etwa Robert Koch (1843-1910) und seine Entdeckung einzelner Krankheitserreger, die sogleich einen im wahren Sinne des Wortes sensationellen Fortschritt in der Konfrontation mit den entsprechenden Krankheiten ermöglichten. Das Wissen, das seit der Mitte des 19. Jahrhunderts der Medizin idealerweise zugrunde liegt, beruht auf einem quantifizierbaren Welt- und Körperbild und wird in staatlich geregelten Ausbildungs- und Prüfungsordnungen als Maßstab verantwortungsvoller ärztlicher Tätigkeit definiert.

Der Unterschied zu der Antike wird vollends an der Finanzierung der ärztlichen Berufsausübung sichtbar. Ärzte, die in staatlichen oder privaten Institutionen tätig sind, etwa in Krankenhäusern, werden vom Staat oder in staatlich genehmigten und beaufsichtigten Strukturen langfristig bereitgestellt, um einen dauerhaften Bedarf zu decken. Ärzte, die in privaten Praxen wirken, erhalten ihre Vergütungen für ihre Kerntätigkeiten nicht von den Patienten direkt, sondern von den zwischengeschalteten Krankenkassen. Dies gilt auch, wenn der Patient zunächst den Arzt privat bezahlt und sich die Auslagen anschließend teilweise oder vollständig von einer Kasse zurückerstatten lässt. Entscheidend ist, dass der einzelne Bürger langfristig einen Beitrag zur Sicherung eines Dienstleistungssystems zahlt, das er zu jeder Zeit in Anspruch nehmen kann. Die Vergütung ist unabhängig vom Ergebnis der Dienstleistung. Man darf davon ausgehen, dass der Dienstleistende, also der Arzt, sein Bestes tut, um das gewünschte Ergebnis zu erzielen, dass jedoch mannigfache Umstände, die außerhalb der Kontrolle des Arztes liegen, dafür verantwortlich sein können, dass das gewünschte Ergebnis, im Idealfall ein Heilerfolg, nicht eintritt. Folglich wird die Tätigkeit entlohnt, nicht der Erfolg. Das mag banal klingen, es ist aber nicht banal. Hinter dieser Situation der Gegenwart stehen langfristige Entwicklungen nicht zuletzt auch als Ergebnis standespolitischen Handelns und struktureller Besonderheiten der europäischen Medizin.

Angesichts der zunehmenden Rückbesinnung auf Heilkunde
und der Abkehr von der Heilwissenschaft, ist es denkbar, dass in
Zukunft eine wachsende Zahl ärztlicher Tätigkeitsbereiche wieder vom Erfolg her anstatt von der Kunstfertigkeit der Durchführung her beurteilt wird. Die Durchführung kann in der Regel
allein von Kollegen bewertet werden, freilich nur vor dem Hintergrund eines standardisierbaren und darum auch in seinen therapeutischen Anwendungen nachvollziehbaren, also naturwissenschaftlich begründeten Wissens. Die reine Ergebnis- oder
Erfolgsbeurteilung ist auch durch Laien möglich und ist dann
unausweichlich, wenn die Tätigkeit, die zu dem Ergebnis geführt
hat, von Dritten nicht bewertet werden kann.

Ärztliches Berufsethos

Als weiterer vertrauensbildender Faktor ist die medizinische
Ethik anzusprechen. Der hippokratische Eid ist auch zwei Jahrtausende nach seiner Niederschrift noch ein Begriff, der nicht
nur jedem Arzt geläufig ist, sondern auch in der Gesellschaft ganz
allgemein den Nimbus des vertrauenswürdigen und verantwor-
tungsvollen Arztes symbolisiert. Die *standespolitische Funktion*,
die dieser Eid Jahrhunderte lang erfüllt hat, ist nicht unerheb-
lich, dürfte allerdings kaum jemanden, Arzt oder medizinischer
Laie, vor Augen stehen.

Der hippokratische Eid richtet sich sowohl an die Öffentlichkeit
als auch an die Ärzte selbst. Sein vordringlicher Zweck ist es, der
Öffentlichkeit das Misstrauen hinsichtlich Motivation und Moral
der Ärzte zu nehmen und im Gegenzug zu versichern, dass man
das Privileg, die Kranken mit solchen Medikamenten oder therapeutischen Techniken zu behandeln, die auch für schädliche
Zwecke verwendet werden können, nicht zum eigenen Vorteil
ausnutzt. Gleiches gilt für das Privileg, in die körperliche und
gesellschaftliche Intimsphäre der Patienten eindringen zu dürfen. Auch hier ist Vertrauen erforderlich; der hippokratische Eid

wirbt um dieses Vertrauen. Um dieses Vertrauen zu erlangen, enthält der hippokratische Eid Vorschriften zur Ethik und auch zur Etikette. Zur Ethik zählt zum Beispiel die Selbstverpflichtung, private Einzelheiten über den Patienten für sich zu behalten und keineswegs weiterzuverbreiten. Zur Etikette zählt beispielsweise die Aufforderung an die Kollegen, sich nicht in aller Öffentlichkeit gegenseitig zu kritisieren. Ziel der Ärzteschaft muss es sein, nach außen hin einen geschlossenen Eindruck einer auf höchstmöglichem Niveau handelnden Expertengruppe zu erwecken.

Die im hippokratischen Eid enthaltene Aufforderung, niemals einen Kollegen in der Öffentlich zu kritisieren, findet sich in dem – in jüngster Zeit umstrittenen – Werbeverbot (§ 27 MBO) wieder. Werbung für die eigenen Fähigkeiten schließt unvermeidlich die Botschaft ein, dass der Kollege oder Wettbewerber weniger geeignete Fähigkeiten besitzt. Werbung beinhaltet immer auch die Betonung von Unterschieden in der Erfüllung der Erwartungen der Konsumenten, in diesem Falle der Patienten. Die Betonung von Unterschieden in der Ausbildung und in den medizinischen Fähigkeiten untergrübe das allgemeine Vertrauen, das der Gruppe insgesamt zuteil werden sollte, und würde einzelne Praktiker als herausragend in den Vordergrund stellen. Eine solche Situation gliche der in der Vormoderne und würde mittelfristig dazu führen, dass die Gesellschaft einige der Privilegien, die sie der Gruppe überantwortet hatte, möglicherweise wieder zurücknimmt. Zu diesen Privilegien könnte beispielsweise die Standesgerichtsbarkeit oder die »peer review« zählen.

Entwicklungstendenzen der staatlichen Gesundheitsfürsorge

Ein wesentlicher Grund für das weltweit einmalige Vertrauen in die Ärzteschaft in Europa und somit auch deren welthistorisch außerordentlichen gesellschaftlichen Status (und von dort ausgehend in den europäischen Gebieten in Übersee, wie z. B. dcn

USA) ist in der Entwicklung des Public-Health-Gedankens seit
dem 18. Jahrhundert zu sehen. Zu jener Zeit bildeten sich die
Nationalstaaten heraus. Die Ökonomen jener Zeit erkannten,
dass die Stärke eines solchen Staatswesens auf den Manufaktu-
ren und auf den Volksheeren beruht. Damit war der ökonomische Anreiz gegeben für eine der größten Erfolgsgeschichten
europäischer Medizin. Fortan nahmen die Behörden alle möglichen Details des Alltagslebens in Augenschein, um Gefährdungen der Gesundheit der Bevölkerung abzuwehren und die Ursachen für die Krankheiten größerer Bevölkerungsteile auf
politisch zu korrigierende Faktoren der Lebensführung oder
Umwelt zu untersuchen. Dies konnte nur im Bunde mit einer
Ärzteschaft geschehen, die sich, gleichsam vom Staate ernannt,
als Anwalt nicht mehr nur, wie es in den vorhergehenden Jahrhunderten der Fall war, der einzelnen und möglichst zahlungs-
kräftigen Patienten, sondern der gesamten Bevölkerung ver-
stand. Zwei Jahrhunderte lang hat die staatlich geförderte
Public-Health-Medizin die auf den individuellen Kranken
gerichtete Medizin ergänzt. Public-Health- und Individualmedi-
zin gemeinsam haben neben der allgemeinen Verbesserung der
Lebensumstände ganz wesentlich zu dem einzigartigen Gesund-
heitszustand beigetragen, dessen sich die Menschen in den
Regionen, wo diese Entwicklungen stattgefunden haben, erfreu-
en können.

Die Ärzteschaft war ebenfalls Nutznießer dieser Entwicklung.
Ihr fiel die Aufsicht über das öffentliche Gesundheitswesen zu.
Niemandem wäre es in den Sinn gekommen, eine zuständige
Behörde etwa mit einem Juristen als bloßem Verwaltungsfach-
mann zu besetzen. All dies hat sich nun gegen Ende des 20. und
zu Beginn des 21. Jahrhunderts verändert, der Staat zieht sich
aus seiner Verantwortung zurück und mahnt die Bevölkerung,
dass sie ihr Wohlbefinden wieder mehr in die eigenen Hände
nehmen müsse. Offenbar ist der politische Anreiz weggefallen,
der vor zwei Jahrhunderten die Entwicklung einer konsequen-
ten Public-Health-Politik einleitete. Die Nationalarmeen sind

kleinen Truppenverbänden gewichen, die nur noch wenige junge
Männer und Frauen aufnehmen. Auch das produzierende
Gewerbe benötigt nur noch einen Bruchteil der gesamten
arbeitsfähigen Bevölkerung. Um es in aller Deutlichkeit auszu-
sprechen: es fehlt der volkswirtschaftlich begründete politische
Druck, die gesamte Bevölkerung auf höchstem Gesundheits-
und somit Leistungsniveau zu halten. Der Gesunde und der
Kranke sind heute und in absehbarer Zukunft ökonomisch gleichermaßen von Nutzen. Der eine als Konsument von Produkten, die für die Aktiven hergestellt werden, der andere als Konsument von Produkten, die für die Patienten und Schwachen
angeboten werden. Arbeitsplätze sichert jeder Konsument,
gleichgültig ob gesund oder krank. Eine rein humanitäre Motivation, allen Menschen zu Gesundheit zu verhelfen, hat die
Gesellschaft vor dem 18. Jahrhundert nicht gekannt. Eine solche
Motivation mag heute noch im Nachklang der Public-Health-
Idee beschworen werden; sie wird jedoch politisch immer weniger tragfähig.

Wird politisch keine Notwendigkeit mehr gesehen, für die
Gesundheit der Gesamtbevölkerung vorrangig Sorge zu tragen,
fällt auch der Auftrag des Staates an die Ärzte weg, Anwälte der
Gesamtbevölkerung in dem Bemühen um Gesundheit zu sein.
Wenn heute die Einkommen der Ärzteschaft »gedeckelt« und
effektiv verringert werden, wenn zugleich die bisherige äußerst
sinnvolle Apothekenstruktur aufgelöst und durch anonyme, rein
kaufmännisch orientierte Mehrbesitzmöglichkeiten und Inter-
netversand »ergänzt« wird, dann sind nur vordergründig ökonomische Gesichtspunkte für diese politischen Maßnahmen verantwortlich. Dass solche ökonomischen Gesichtspunkte
überhaupt aufgegriffen werden, noch dazu in einer Zeit, in der
sicherlich mehr Finanzmittel zur Verfügung stehen, als zu den
Zeiten, in denen der Public-Health-Gedanke aufkam und verwirklicht wurde, hängt wohl damit zusammen, dass die bisherigen auf die Gesundheit der Gesamtbevölkerung ausgerichteten
Strukturen nicht mehr benötigt werden. Ärzte und Apotheker

sind nicht mehr als Hauptakteure staatlicher Gesundheitsfürsorge gefragt, sondern werden als abhängige Mitwirkende im
großen wirtschaftlichen Verteilungsspiel eingesetzt. So ist es nur
logisch, dass selbst der behördliche Kern des öffentlichen
Gesundheitssystems nun den Ärzten zunehmend entfremdet
wird. Die Besetzung offener Stellen in jüngster Zeit vermittelt
den Eindruck, dass Juristen, Soziologen, Ökotrophologen ebenso befähigt sind wie Ärzte, die entsprechenden Ämter zu leiten.

Professionalisierung und Deprofessionalisierung im ärztlichen Berufsstand

Ein höchstmögliches Maß an Eigenverantwortung und Selbstbestimmung in der Arzt-Patienten-Beziehung sind die zwei zentralen Grundpfeiler guter Medizin und bilden somit vorrangige
Ziele ärztlicher Standespolitik. Beide sind eng verknüpft mit den
Konzepten Professionalisierung und Deprofessionalisierung.
Ungeachtet ihrer lateinischen Wortstämme haben die Begriffe
Professionalisierung und Deprofessionalisierung ihren Ursprung in der amerikanischen Soziologie. *Profession* ist der englische Terminus für den deutschen Begriff »Standesberuf«. Ausgehend von den drei freien Berufen des hohen und späten
Mittelalters, den Theologen, Juristen und Medizinern, bezeich-
neten sich in den USA im 20. Jahrhundert eine wachsende
Anzahl von Berufsgruppen als *profession*, da diese Bezeichnung
den höchsten gesellschaftlichen Rang, den die Mitglieder einer
Berufsgruppe für sich in Anspruch nehmen können, zum Ausdruck bringt.
In der amerikanischen Soziologie ist der Begriff der *professionalization* als der Übergang einer Berufsgruppe vom Status einer
non-profession in den Status einer *profession* definiert. Verliert
eine Berufsgruppe diesen Status und wird sie wieder zu einer
non-profession, so ist dies der Vorgang einer *deprofessionaliza-
tion*. Da Ausgangs- und Endpunkt dieser beiden Vorgänge unbestimmt sind, sind auch die *professionalization* und die *deprofes-*

sionalization unbestimmt und als soziologische analytische Instrumente in der Praxis wenig hilfreich.

Somit erweist es sich als notwendig, einen neuen Weg zu beschreiten, um den gesellschaftlichen Rang von Berufsgruppen einzuschätzen. Ausgangspunkt unserer Überlegungen ist eine dreifach dimensionierte Skala der Kontrolle über die eigene Berufstätigkeit. Diese Kontrolle äußert sich erstens in der Selbstbestimmung des der eigenen Berufstätigkeit zugrunde liegenden Wissens. Man stelle sich eine Skala von 0 bis 100 vor. Es ist denkbar, dass eine Berufsgruppe das ihrer Tätigkeit zugrunde liegende Wissen selbst erschafft und auch nur selbst anwendet. Diese Gruppe wäre auf der Skala ganz oben bei dem Wert 100 angesiedelt. Denkbar ist auch eine Berufsgruppe, deren Wissen von anderen erschaffen wird und auch von jedem Menschen außerhalb dieser Berufsgruppe ohne Umstände in Anwendung gebracht werden kann. Diese Gruppe wäre auf der Skala der Kontrolle über die eigene Berufstätigkeit bei 0 angesiedelt. Das Ausmaß an Kontrolle äußert sich zweitens in der Selbstbestimmung der Anwendung des Wissens, das der eigenen Berufsausübung zugrunde liegt. Denkbar sind wiederum zwei Extreme, nämlich eine Berufsgruppe, die in vollkommener Selbstbestimmung ihr Wissen einsetzt, und eine andere Berufsgruppe, die von dritter Seite abhängig ist in der Anwendung ihres beruflichen Wissens. Erstere wäre auf der Skala der Kontrolle über die eigene Berufstätigkeit bei 100, letztere bei 0 angesiedelt. Schließlich und drittens äußert sich diese Kontrolle in dem Ausmaß der Selbstbestimmung der Entlohnung, die eine Berufsgruppe für die Anwendung ihres beruflichen Wissens enthält. Je größer das Ausmaß an Selbstbestimmung in diesen drei Feldern ist, umso näher zu der 100 auf der Skala der Selbstkontrolle und somit der Selbständigkeit ist die Gruppe angesiedelt. Zwischen den beiden Polen 0 und 100 befinden sich unendlich viele Zwischenstufen, die jeweils einen unterschiedlichen Grad an »Professionalisierung« anzeigen. Denn das ist das neue Konzept einer Professionalisierung und einer Deprofessionalisierung. Die

Bewegung einer Gruppe auf der Skala der Kontrolle über die eigene Berufstätigkeit hin zu dem Wert 100 ist eine Professionalisierung; die Bewegung hin zu dem Wert 0, also der Verlust an Kontrolle, ist eine Deprofessionalisierung.

Jahrhundertelang hat sich die Ärzteschaft Schritt für Schritt eine zunehmende Kontrolle über ihre Berufstätigkeit aneignen können. Zunehmend hat sie sich ihr eigenes Wissen geschaffen und in der Weise ausgebildet, dass es von den Laien nicht mehr ohne Umstände erworben oder gar in Anwendung gebracht werden konnte. Zunehmend hat sie sich die Freiheit verschafft, ihr Wissen in Selbstbestimmung und eigener Verantwortung beruflich einzusetzen. Zunehmend, schließlich, war die ärztliche Berufsgruppe in der Lage, die Vergütung für die eigene berufliche Tätigkeit selbst zu bestimmen. Dies war somit eine über lange Zeiträume anhaltende Professionalisierung. In jüngster Zeit hat sich die Dynamik wieder in ihr Gegenteil verkehrt. In den drei genannten Kontrolldimensionen geht die Selbstbestimmung seit den 1970er, 1980er Jahren schrittweise wieder verloren. Der ärztliche Beruf befindet sich offensichtlich in einem tief greifenden Prozess der Deprofessionalisierung. Worin liegen nun die Ursachen der Deprofessionalisierung?

Die neuen Mittel der Medizin

Die vergangenen 50 Jahre haben das Gesicht der Medizin grundlegend verändert. Die aus der Behandlung der Poliokranken Anfang der 1950er Jahre hervorgegangenen Intensivstationen waren der Beginn; die weitreichende Technisierung von Diagnostik und Therapie bilden den weiteren Verlauf dieser Entwicklung. Solange ein Arzt imstande war, mit einfachen diagnostischen Hilfsmitteln, zu denen etwa das Stethoskop oder auch das in Eigenregie geführte Labor zur Untersuchung zum Beispiel des Harns mittels einer Fehlingschen Lösung auf Diabetes zählten, den Zustand eines Patienten zu bewerten und durch Verschreibung eines Medikaments die Therapie einzuleiten, lag die Kontrolle über das zugrunde liegende Wissen und die auszuführenden Maßnahmen weitestgehend in Händen der Ärzte. Das ist heute nicht mehr so. Zum einen sind die für eine zeitgemäße Durchführung von Diagnose und Therapie erforderlichen technischen und nichttechnischen Mittel im Laufe der letzten Jahrzehnte derart aufwändig geworden, dass das erforderliche Finanzvolumen in der Anschaffung häufig die Möglichkeiten einzelner Ärzte übersteigt und in der Anwendung Kosten in einem Ausmaß verursacht, welches die Solidargemeinschaft zunehmend an die Grenzen ihrer Leistungsfähigkeit zu führen scheint. Zum anderen ist die Schaffung des für Diagnose und Therapie erforderlichen Grundwissens zunehmend der ärztlichen Kontrolle entglitten. Molekularbiologen und Genetiker auf der einen und die medizinisch-technische, sowie die pharmazeutische Industrie auf der anderen Seite stellen den Ärzten das Grundwissen und daraus abgeleitete diagnostische und therapeutische Vorgehensweisen zur Verfügung.

Die Deprofessionalisierung der Medizin ist nicht allein in dem Verlust der Kontrolle über die Richtung zu sehen, die die Entwicklung neuen medizinischen Wissens nimmt, sondern auch in der Kontrolle der Anwendung neuen Wissens erkennbar. Zunächst mit dem Aufkommen der Intensivstationen in den 1950er Jahren und wenige Jahre später mit der wachsenden Bedeutung der Molekularbiologie und Genetik für die Erläuterung körperlicher Funktionen wurde der Zugang zur Heilkunde auch Berufsgruppen eröffnet, die über lange Zeit als Dienstleister für die Ärzte wirkten, in zunehmendem Maße jedoch unabhängig von ärztlicher Aufsicht eine Rolle im Gesundheitswesen spielen werden. Die medizinisch-technologische Industrie entwickelt heutzutage diagnostische und therapeutische Instrumente, die den Arzt nur noch aufgrund der bisherigen Gesetzeslage erfordern. Absehbar ist eine Situation, in der bestimmte diagnostische und therapeutische Leistungen unabhängig von Ärzten vorgenommen werden können.

Es ist nicht überraschend, dass die Ärzte in der Anwendung kostenintensiver Diagnostik und Therapie die Mitsprache oder gar Leitungshoheit derjenigen Institutionen hinnehmen müssen, die die entsprechenden Mittel zur Verfügung stellen. In Krankenhäusern entscheidet daher nicht allein und zukünftig auch nicht mehr in erster Linie der ärztliche Sachverstand, welche diagnostischen und therapeutischen Verfahren bei einem Kranken eingesetzt werden sollen. Ein Mitspracherecht beanspruchen die für die kaufmännischen Belange verantwortlichen Verwaltungsdirektoren, die Krankenhausträger etwa im Rahmen einer Aktiengesellschaft, die Krankenkassen und auch die Politik – also allesamt nicht-ärztliche Interessengruppen, denen nicht in erster Linie das Wohl des einzelnen Patienten am Herzen liegt, sondern unterschiedliche Erwartungen aus der jeweiligen ökonomischen und politischen Interessenlage. Alle genannten Gruppen sehen in den Patienten eine abstrakte Klientel, eine statistische Größe, die es wirtschaftlich, politisch oder sogar gewinnbringend zu versorgen gilt. Jedoch ist allein der Arzt mit dem individuellen Patienten und seinem Leiden konfrontiert. Allein der Arzt kann daher im Angesicht des einzelnen Kranken die Maßnahmen abschätzen, die für dieses Individuum erforderlich sind.

In diesem Fadenkreuz der divergierenden Interessen gilt es für die Ärzteschaft, ihre eigene Ethik durchzusetzen.

Kontrolle über die Vergütung ärztlicher Tätigkeit

Zu einer Deprofessionalisierung zählt freilich auch die dritte der eingangs genannten Dimensionen, das ist die Kontrolle über die Vergütung der Tätigkeit einer Berufsgruppe. Die Schmälerung der finanziellen Leistungen an die Ärzte im Verlaufe der vergangenen ein, zwei Jahrzehnte steht jedem – auch den Nichtbetroffenen – vor Augen. Jüngstes Beispiel für diesen Aspekt der Deprofessionalisierung ist die Einführung der so genannten Fallpauschalen. Nicht ärztliche Erfahrung im Umgang mit Leidenden, sondern ökonomisches Denken hat die Fallpauschalen aus der Autowerkstatt in die Krankenhäuser übertragen. Der Aufschrei gegenüber dieser menschenverachtenden und das Wesen von Medizin gründlich missachtenden Regulierung der Arzt-Patienten-Beziehung war erstaunlich gering. Fallpauschalen vernachlässigen bewusst die individuelle Erfahrung des Leidens. Politiker, die nie als Therapieverantwortliche einem Patienten von Angesicht zu Angesicht gegenüber gestanden haben, nehmen für sich in Anspruch, denjenigen, die diese Verantwortung Tag für Tag auf sich nehmen müssen, ihr Handeln vorzuschreiben. Grundlage ist das Misstrauen in die ökonomische Disziplin der Ärzteschaft. Ob dieses Misstrauen in Einzelfällen oder vielen Fällen gerechtfertigt ist, steht hier nicht zur Debatte. Entscheidend ist, dass die wachsende Ökonomisierung des Alltags dazu beiträgt, auch den Patienten allein als Kostenfaktor zu berechnen, nicht aber als individuell leidenden Menschen einzustufen.

Viele Ärzte haben seit Ende des 20. Jahrhunderts den Niedergang ihrer Einkünfte verspürt, andere sehen sich noch als Nutznießer auch der neuen Situation. Damit sind wir wieder dort angelangt, wo wir schon einmal waren. Nicht bei der Zwei-Klassen-Medizin. Eher bei einer Viel-Stufen-Medizin. Die Ärzteschaft kann sich in Zukunft nicht, wie in einer historisch wohl einmaligen Situation zu Beginn der zweiten Hälfte des 20. Jahrhunderts, insgesamt auf eine hohe Umsatzgarantie verlassen. Stattdessen wird es, wie in vergangenen Jahrhunderten, Einkünfte geben, die den finanziellen Möglichkeiten der jeweiligen Klientel angepasst sind. Der Armenarzt wird selbst ein Armer sein. Der Prominentenarzt wird selbst ein Prominenter sein.

So bleibt festzuhalten: Die über Jahrhunderte gewachsene Kontrolle der Ärzteschaft über drei unmittelbare Dimensionen ihrer Berufstätigkeit – die Schaffung des Wissens, die Anwendung des Wissens und die Vergütung für die Anwendung des Wissens – ist von einem zunehmenden Verlust an Selbstbestimmung abgelöst worden. In allen diesen Dimensionen können die Ärzte heute nicht mehr annähernd soviel Kontrolle und somit Selbstbestimmung ausüben wie noch vor fünf Jahrzehnten. Der Verlust dieser Kontrolle ist ein sichtbares Zeichen für die Deprofessionalisierung des ärztlichen Berufs.

Selbstbestimmung der ethischen Standards ärztlicher Tätigkeit

Die ärztliche Unabhängigkeit wird seit einigen Jahren auch in Hinsicht auf die moralischen Grundlagen ärztlichen Handelns zunehmend von nicht-ärztlichen Interessengruppen in Frage gestellt. Ausgehend von den USA, wo die Bewegung der *consumer rights* sich auf die Rechte der Patienten, bzw. der Öffentlichkeit schlechthin, gegenüber den Ärzten erstreckt, hat sich der Begriff Bioethik auch in Deutschland eingebürgert. Die Einführung des Begriffs Bioethik ist Ausdruck des politischen Bemühens, den althergebrachten Begriff einer ärztlichen Ethik in den Hintergrund zu drängen und die ärztliche Leitungskompetenz in der Formulierung von Grundwerten medizinischen Handelns einzuschränken, wenn nicht gar abzuschaffen.

Ärztliche Ethik wird als Begriff politisch denunziert, da er die Moral der Arzt-Patienten-Beziehung allein aus der Sicht der Ärzte bestimmt. Bioethik ist demgegenüber ein Ausdruck für das Bemühen, die ärztliche Tätigkeit ethisch an den gesamtgesellschaftlichen Interessen zu orientieren. Das hört sich gut an, muss aber im Ergebnis nicht gut werden. Denn der Auftrag an die Medizin ist eindeutig, die gesellschaftlichen Werte im Umgang mit dem menschlichen Leben sind jedoch unbestimmt. Es geht in den bioethischen Debatten, wie es jüngst ein Teilnehmer an diesen Debatten ausdrückte, um »strategische Aspekte der Deutungshoheit«. Wer soll, so lautet die Frage, die »Deutungshoheit« besitzen, wenn es um die moralischen Grundlagen der Ausübung der Medizin geht? Sollen die Ärzte selbst, ihrem historischen Auftrag gemäß, die Deutungshoheit innehaben? Oder sollen die Ärzte als Dienstleister an den Fäden der Moralvorstellungen derjenigen gesellschaftlichen Interessengruppen hängen, die als Nutznießer zeitbedingter politischer Mehrheitssituationen ihre Werte der Gesamtgesellschaft aufzuerlegen in der Lage sind? Wo dies hinführen kann, das haben die Jahre 1933 bis 1945 ebenso gezeigt wie der Missbrauch etwa der Psychiatrie in der Sowjetunion. Es steht außer Zweifel, dass diejenigen Ärzte, die sich an den Verbrechen der Zeit beteiligt haben, entsprechend zu be- und verurteilen sind. Es steht jedoch ebenfalls außer Zweifel, dass diese Epochen deutlich sichtbare Beispiele für Situationen sind, in denen die Moral der Medizin ihrem ursprünglichen Zweck entfremdet und den Werten einer nichtärztlichen Bioethik untergeordnet wurde. Dass dies nicht wieder geschieht, darauf gilt es zu achten. Die medizinische Ethik, so lautet die Lehre jener Beispiele, ist immer dann gefährdet, wenn sie einer Bioethik untergeordnet wird, die sich übergeordneten Werten und Zielen verpflichtet sieht.

Die Errichtung bioethischer Lehrstühle in einigen medizinischen Fakultäten sollte zum Nachdenken anregen. Der Wunsch, die Studenten und ausgebildete Ärzte Bioethik zu lehren, erwächst offenbar aus der durchaus zutreffenden Beobachtung, dass die Ethik, die die jungen Leute von zu Hause, aus ihrem weltanschaulichen oder religiösen Umfeld und von den Dozenten in den einzelnen klinischen und theoretischen Fächern mit in ihre ärztliche Tätigkeit nehmen, nicht ausreicht, um eine Urteilsbildung in komplexen Situationen zu ermöglichen. Das Eingeständnis eines solchen Defizits ist zwar bedauerlich, aber nachvollziehbar. So ist es durchaus sinnvoll, innerhalb einer medizinischen Fakultät, etwa durch Ringvorlesungen oder multizentrische Seminare, mit den Studenten und jungen Ärzten Fallbeispiele als Entscheidungshilfen zu diskutieren. Problematisch wird es, wenn die Illusion um sich greift, man könne mit den moralischen Werten, die es für den Umgang mit den neuesten diagnostischen und therapeutischen Möglichkeiten erst noch zu schaffen gilt, so wissenschaftlich objektiv umgehen, wie mit einer technischen oder naturwissenschaftlichen Problemstellung. Das

Gegenteil ist der Fall. Es geht um die Bildung neuer und die Umsetzung althergebrachter Werte im Umgang mit neuen ebenso wie mit alten Problemen. Es geht um die Bewertung der Abtreibung ebenso wie um die Zulassung der verbrauchenden Forschung mit embryonalen Stammzellen. Die Meinungen der einzelnen weltanschaulichen Gruppen zu diesen und anderen Problemen liegen längst fest. Aufgabe der Forschung kann es bestenfalls sein, diese Meinungen zu katalogisieren und auf ihre logische Verankerung hin zu untersuchen. Inhaber eines Lehrstuhls für Bioethik werden oft genug nicht umhinkommen, ihre eigene Weltanschauung in die Diskussion einzubringen. Es ist absehbar, dass weltanschaulich oder religiös besonders engagierte Gruppen die Besetzung eines solchen Lehrstuhls zu beeinflussen suchen.

Die Errichtung bioethischer Lehrstühle in medizinischen Fakultäten ist noch aus einem weiteren Grund problematisch. Sie nimmt jedem einzelnen Mitglied der Fakultät die Verpflichtung, die auch eine Last sein kann, sich seine eigene Meinung und seine eigenen Wertvorstellungen zu formen und diese an die Studierenden weiterzugeben. Stattdessen wird diese Aufgabe den Inhabern solcher Lehrstühle überlassen, von denen erwartet wird, dass sie eine fertige Antwort auf diese und jene Frage liefern. Lehrstühle für Bioethik gehören in die philosophischen oder theologischen Fakultäten. Jeder Arzt kann aufgrund seiner persönlichen Weltanschauung oder religiösen Bindung seine Werte hier oder dort abgleichen. Die Vorstellung, es könne eine neutrale, objektive Wertbildung im Umgang mit neuen medizinischen Technologien oder Konzepten geben, ist eine Illusion. Diese Illusion ist möglicherweise eine Gegenreaktion auf die zunehmende weltanschauliche und somit kulturelle Heterogenität unserer Gesellschaft. Sie ist ein vielleicht letztes Aufbäumen gegen die unausweichliche und äußerst unbequeme, ja sogar verunsichernde Erkenntnis, dass in Zukunft Menschen mit höchst unterschiedlichen Werten auf engstem Raum in nächster Nachbarschaft miteinander auskommen müssen.

Die unumgängliche Relativierung eines Gutteils unserer herkömmlichen Wertvorstellungen und die Einsicht, dass der Nachbar in seinem Lebensablauf vielleicht ganz anderen Werten folgt, sind Konsequenzen, die schmerzen, da wir nach wie vor auf die Allgemeingültigkeit unserer Wertvorstellungen hin erzogen werden. Anstatt jedoch zu untersuchen, welche Werte relativierbar sind und welche nicht, gehen wir immer noch davon aus, den einen für alle Menschen, seien es unmittelbare Nachbarn oder Bewohner ferner Regionen, verbindlichen moralischen Maßstab des Handelns zu entwickeln. In den medizinischen Fakultäten, die einen Lehrstuhl für Bioethik einrichten, tritt diese Illusion sehr deutlich ans Licht.

An die Debatten um die Abtreibung sind wir mittlerweile gewohnt. Hier hilft keine Wissenschaft, um dieses Problem zu lösen. Ähnliches gilt für die Stammzellforschung in Hinsicht auf therapeutisches und reproduktives Klonen. Ob man den embryonalen Vier- und Achtzellern eine Menschenwürde zuerkennen und sie vor der verbrauchenden Forschung schützen muss, lässt sich durch keine wissenschaftlichen Untersuchungen entscheiden. Die Grenzsetzung, wo die Menschenwürde beginnt und wo sie endet, ist eine ebenso emotionale wie kulturell aus religiösen Traditionen vorgegebene Maßnahme. Für den Arzt gilt es hier allein, sich auf den ursprünglichen Auftrag der Heilwissenschaft zu besinnen und zu konzentrieren. Das heißt, die durch jüngste wissenschaftliche Erkenntnisse gegebenen Möglichkeiten auszuloten, Kranksein zu erklären und gegebenenfalls zu heilen, zu lindern oder vorzubeugen. In der Stammzelldebatte, wie in anderen Bereichen der Bioethik ebenfalls, zeigt sich der Versuch nicht-ärztlicher Gruppen, die Ärzte in der Wahl der für die Ausübung und Fortentwicklung der Medizin angemessenen Mittel zu entmündigen, und nicht-ärztliche Weltanschauungen durchzusetzen. In welchem Ausmaße die Ärzteschaft sich derlei Weltanschauungen unterordnet, ist ein weiteres Zeichen von Abhängigkeit oder Selbständigkeit, von Professionalisierung oder Deprofessionalisierung.

Der Arzt als Unternehmer und als Dienstleister

Angesichts der oben skizzierten Entwicklung ergibt sich die Frage, wie die Ärzteschaft auf die neue Situation reagieren soll. Hier ist zunächst festzuhalten, dass sich historische Entwicklungen nicht rückgängig machen lassen. In der angesprochenen Dynamik spielen Faktoren mit, die außerhalb einer direkten oder gar kurzfristigen Einflussnahme etwa der ärztlichen Standespolitik liegen. Hier ist vor allem die Hinwendung der Medizin zu kostspieligen diagnostischen und therapeutischen Gerätschaften zu nennen. Die Medizin kann bei dem momentanen Wissensstand auf diese Technologie und auf die Institutionen, in denen sie zur Anwendung gelangt und finanziell ermöglicht wird, nicht verzichten. Es gibt Auswege aus dieser Situation, wie etwa die Akupunktur, deren Praktiker der Meinung sind, ohne kostenintensive Diagnostik den Zustand eines Patienten adäquat bewerten und ohne kostenintensive Arzneimittel oder technikgestützte Therapie in vielen Fällen eine Heilung erzielen zu können. Ob sich diese Meinung im Nachhinein wird wissenschaftlich bestätigen lassen wird, ist hier nicht von Belang. Tatsache ist, dass die Akupunktur und ähnliche Verfahrensweisen medizinischer Heilkunde Nischen bilden, in denen Ärzte sich der Tendenz zu immer kostenträchtigeren Technologien entziehen können, die zugleich immer größere Abhängigkeiten bewirken. Doch diese Nischen sind winzig im Vergleich mit dem Gesamtvolumen eines die Bevölkerung insgesamt und in allen ihren Gesundheitsproblemen umfassenden Heilsystems und können daher kein allgemeiner Ausweg für die Ärzteschaft insgesamt sein.

Folglich muss sich die Ärzteschaft eine *neue Ethik im Rahmen geänderter Grundbedingungen* ihrer Tätigkeit schaffen. Sie muss mit den Partnern in der medizinisch-technischen und der pharmazeutischen Industrie auskommen und sie muss mit den Krankenkassen auskommen, denen die Politik aller Parteien zunehmend die Leitungskompetenz im Gesundheitswesen zutraut. Um mit diesen Partnern gemeinsam das Gesundheitswesen der

Zukunft zu gestalten und dennoch ärztliche Ethik durchzusetzen, ist eine *wohlüberlegte Standespolitik* erforderlich. Diese Standespolitik sollte von einer umfassenden Analyse der eigenen Interessen und der möglichen Strategien, diese mit den genannten Partnern oder gegen diese durchzusetzen, ausgehen. In diesem Zusammenhang verdient die Frage besondere Beachtung, in welchem Maße der Arzt, und hier ist in erster Linie der frei praktizierende Arzt gemeint, sich als Unternehmer und Dienstleister betätigen sollte.

Ein Motto, das die Gesundheitsreformen in Deutschland und anderen Staaten mit dem Auslaufen der Public-Health-Ära zunehmend bestimmt, lautet: »Die Menschen müssen ihre Gesundheit wieder in die eigenen Hände nehmen.« Mit anderen Worten, wenn sie das Gut Gesundheit haben möchten, dann sollen sie auch dafür genauso bezahlen, wie für andere Konsumgüter. Der Gesetzgeber regelt die Finanzleistungen der Krankenkassen für das Wohl der Patienten – orientiert am Gebot der »Zweckmäßigkeit« und damit der Wirtschaftlichkeit. Was darüber hinaus verlangt wird, ist privatwirtschaftlich anzubieten und vom »Kunden« selbst zu finanzieren. Der Arzt wird somit von der Politik explizit aufgefordert, Anbieter von Leistungen zu sein, die die Krankenkassen nicht oder nicht mehr finanzieren wollen. Die Rolle der Krankenkassen hat sich seit ihrer Einführung grundlegend gewandelt. Der Ärzteschaft und den Apothekern gegenüber treten sie als Großkunden auf; den Patienten gegenüber als Vormund, der sich nicht selten um Leistungen bitten lässt. Eine Untersuchung, welche Summen in diesem Zwischenhandel fehlgeleitet werden, steht bislang aus. So lange die Reformen im Gesundheitswesen diesen Aspekt außer Acht lassen, wird eine Entlastung des Kostendrucks auf die Leistungsanbieter nicht eintreten. Ärzte, die sich der von der Politik gewünschten Situation anpassen und von Marketingexperten beraten, die Kranken als »Kunden« und nicht mehr als »Patienten« bezeichnen, handeln daher systemkonform. Allerdings sind verschiedene Punkte zu beachten. Die Politik hat den Pakt mit

den Ärzten als alleinigen Anwälten der Gesundheit der Gesamtbevölkerung zwar aufgekündigt, aber die Ärzteschaft wäre gut
beraten, sich in Zukunft freiwillig dieser Anwaltschaft anzuneh-
men. Die gegenwärtigen Regierungen, die ideologischen und
ökonomischen Grundlagen ihrer Politik, werden dereinst Vergangenheit sein. Die Arzt-Patienten-Beziehung benötigt jedoch
ein langfristiges Vertrauen, das nicht aufgrund kurzfristiger
gesellschaftlicher Bedingungen gefährdet werden sollte.

Vor diesem Hintergrund ist das hier vorgelegte Kompendium
über Individuelle Gesundheitsleistungen (IGeL) zu sehen. Entscheidend dafür, welche Leistungen in einer therapeutischen
Situation zur Anwendung gelangen, ist die individuelle Arzt-
Patienten-Absprache. Obwohl die oben angedeuteten Rahmenbedingungen der jüngsten Zeit der Ärzteschaft zunehmend die
Freiheit nehmen, ihrem fachlichen Wissen entsprechend und
dem ärztlichen Ethos gemäß dort, wo es angebracht ist, mit den
Patienten in einen Dialog zu treten und die allein aus diesem
Dialog resultierenden therapeutischen Schritte einzuleiten,
gebietet es die medizinische Ethik, dass dieser Dialog stattfin-
den und zu den medizinisch gebotenen Konsequenzen führen
muss. Die gesetzlichen Krankenversicherungen können nicht
aus ihrer ursprünglichen Zweckbestimmung entlassen werden,
den Patienten Therapien zu ermöglichen, die nach §2 Abs. 1, Satz
3 SGB V dem »allgemein anerkannten Stand der medizinischen
Erkenntnisse entsprechen und den medizinischen Fortschritt
berücksichtigen« und nach §92 Abs. 1 SGB V eine »ausreichende, zweckmäßige und wirtschaftliche Versorgung der Versicherten« gewährleisten.

Es liegt daher im Interesse der Ärzte, im Gemeinsamen Bun-
desausschuss der Ärzte und Krankenkassen, die Einhaltung dieser Vorgaben mit aller Konsequenz durchzusetzen. Nur wenn
diese Vorgaben eingehalten werden, stehen den Krankenkassen
die Mittel zur Verfügung, den Ärzten, die diese Leistungen
erbringen, eine adäquate Vergütung zukommen zu lassen. Nicht

die immer stärkere Ausweitung des Leistungskatalogs der GKV kann im Interesse der Ärzteschaft und ihrer Patienten liegen, sondern die tatsächliche Beschränkung auf die in den erwähnten Paragraphen des SGB V genannten Versorgungsmerkmale.

Wenn die ärztliche Grundversorgung der Bevölkerung im strikten Sinne des SGB V garantiert ist, bleiben offene Felder, in denen sich einzelne Ärzte als Anbieter privat zu finanzierender Leistungen profilieren können. Insbesondere der Bereich der Gesundheitserhaltung mag wieder stärker in das Blickfeld gerückt werden. Vor dem 19. Jahrhundert bot die Medizin ein *regimen sanitatis*, weil die Therapien in vieler Hinsicht unzureichend waren. In Zukunft werden sich möglicherweise wieder größere Bevölkerungsteile an diese Tradition der Gesundheitserhaltung erinnern, weil es einfach zu kostspielig ist, allein auf die Krankenversorgung zu vertrauen. Auch für die Prävention gilt jedoch Ähnliches wie für die Behandlung von Kranksein. Es liegt im Interesse der Ärzte und ihrer Patienten, sich politisch dafür einzusetzen, dass ein notwendiger und dem heutigen Stand der Wissenschaft entsprechender Grundstock medizinischer Leistungen zur Gesundheitserhaltung von den Krankenkassen finanziert wird. Der Arzt steht mit privat zu finanzierenden zusätzlichen Leistungen allein dort zur Verfügung, wo seine Klientel über das Notwendige hinaus Zusatzleistungen in Anspruch nehmen möchte.

Entscheidungsträgern wie Beteiligten im deutschen Gesundheitssystem kommt demnach eine verantwortungsvolle Aufgabe zu: Der gesetzlich versicherten Öffentlichkeit muss das Vertrauen ermöglicht werden, dass der im SGB V definierte Kernbereich alles Erforderliche und Notwendige enthält, und die Ärzteschaft muss das Gefühl haben, dass die Erbringung dieser erforderlichen und notwendigen Maßnahmen adäquat, d.h. im Einklang mit der überdurchschnittlichen Verantwortung und Sorgfalt des ärztlichen Berufes, vergütet wird. Erst wenn diese Grundlage gesichert ist, kann die freie Wahl und moralisch unproblematische Ausführung so genannter Individueller Gesundheitsleistungen erfolgen. Es kann nicht angehen, dass die Ärzteschaft sich als Unternehmer missbrauchen lässt, der aufgrund mangelnder Kassenleistungen die Marge zu dem selbst gesetzten Einkommensziel durch Privatverkauf von Leistungen überbrückt.